完全版

前立腺｜膀胱｜腎臓｜腎盂｜尿管 ほか

患者と家族のための

泌尿器科の がんがわかる本

三浦 猛 ほか

元・神奈川県立がんセンター泌尿器科部長
神奈川県予防医学協会がん予防医療部部長
医学博士

はじめに

日本では1981年（昭和56年）に「悪性新生物＝がん」が死亡原因の第一位となり、それ以降がん患者さんの数は増加の一途をたどっています。ここにきてがんを原因とする死亡者の比率こそ頭打ちになってきていますが、平均寿命の延長で高齢者が増加し、がんで亡くなる患者さんの数は相変わらず増えています。

日本ではこれまで国を上げてがん撲めつ対策を進めてきました。がんの予防（一次予防）、がんの早期発見（二次予防）、そしてがんの再発を防ぐこと（三次予防）にちからを注いできました。

このがんとの戦いのなかで、がんの予防法、診断法、治療法も進歩してきました。現在はインターネットをはじめ、新聞、雑誌、テレビ、そしてスマホの普及でSNS（ソーシャルネットワークサービス）にがんに関係する情報が氾濫しています。しかし、もしあなたががんになったとき、どうすれば自分に納得のできるがんの治療が受けられるでしょうか。その答えは、これら氾濫する情報からはなかなか得られないのが実情です。

この本では、泌尿器科が窓口になるがん――前立腺がん・膀胱がん・腎がん・腎盂がん・尿管がん・精巣がん・陰茎がん——と診断されたあなたとそのご家族に、それらのがんに関する情報をどうすれば適切に得て、よい主治医を見つけ、納得のいく治療が受けられるかを解説したいと思います。

早期がんでも、進行がんでも、治療法は一つとは限りません。あなた自身の年齢や、すでにかかっているほかの病気、さらにほかのがんを治療中であることなどで、治療法の選択肢が変わってくる場合があります。

はっきり言えることは、最後に治療法を決めるのは、あなた自身だということです。そのために主治医は、あなたの病状と同時にがんという病気、さらに今後予想される経過を、あなたが望む範囲でわかりやすく説明します。この時、あなたは悪い情報を聞く覚悟も必要です。そして病気についてよく理解するために、あなた自身も勉強する必要があります。

治療がうまく進むかどうかは、主治医とあなたとご家族の間に良好な信頼関係が築かれているかどうかに左右されます。あなたとご家族は、納得がいくまで主治医の説明を聞いてください。その上で、ほかの医師の説明をお聞きになりたいときは、セカンドオピニオン制度をうまく利用してください。

現在の医療水準では、早期がんではかなりの確率で完治が望めます。泌尿器のがんでもそれは同じです。しかしがんは簡単には見つからず、そのため簡単には治りません。

特に進行していたり、再発・再燃したがんは、完全に治すことが難しいのが現状です。この場合、がんを完全に治すという考えから、がんと一生付き合う気持ちで〝がんと共存する〟という方法があります。

病気の治療法にはそれぞれ一長一短があり、その経過も患者さん一人ひとりで異なります。症状によっては標準的治療法も変わります。また医療は不確実なもので、「絶対！」とか「大丈夫！」ということがありません。あなたもご家族も不安や心配が多いと思いますが、がんという病気のことをよく知り、主治医、あなた、ご家族が協力して取り組めば、きっと良い結果が得られると思います。

この本は、泌尿器科のがんと診断されたあなたとそのご家族のために、わかりやすい形で書いた入門書です。第一部には、早期発見やセカンドオピニオンなど泌尿器科のがんに共通する問題、第二部には、泌尿器科のがん（前立腺がん、腎がん、膀胱がん、腎盂がん、尿管がん、精巣がん、陰茎がん）の基本的な知識。さらに第三部として日々の診療や治療のなかで、私が患者さんからたびたび受ける質問や相談を「Q＆A」の形で整理しました。

本書には転移した腎がんに使える分子標的薬および免疫チェックポイント阻害剤の効果や問題点など、泌尿器科のがんの検査や治療に関する最新の情報を盛り込みました。最初に専門病院を受診する前、各種の検査で診断が確定して治療が始まる前、そしてセカンドオピニオンを受けようと思った時に活用してください。

この本をお読みになって、さらに詳しい情報を得たい時は、インターネットで情報を入手してください。インターネットに知りたい語句を入れて検索すると、膨大ながん情報が目の前に現れるでしょう。その選択の〝眼〟を養っていただくことも私の大きな願いです。ただ、がんの最新情報を知りたいときは、まず国立がんセンターのがん情報サービスをまず検索することをお勧めします。ここであなたが知りたいがんの基本的な最新情報が得られると思います。

この本が、あなたとご家族のがんとの戦いに、少しでお役に立ちますように。

本書は、その目的から、できるだけ平易に記述することを心がけました、がんという病気に関わる解説であり、言い換えたり省略できない用語や言葉が多く出てきます。本書の読者の多くは、泌尿器科のがんについて学びたい方や、がんと診断された患者さんやご家族の方々と思われます。がんに関する知識を切実に求められるあなたに、あえて医学用語をそのまま用いた箇所もあります。脚注にかえて、本文に対応した「用語解説」を巻末に付しておきました。これも参考にしてお読みください。

完全版の刊行について

この本の改訂2刷を出したのが12年前でした。その後の私は、がんセンターを定年退職し、神奈川県予防医学協会に活動の場を移し、主に人間ドック、産業健診、PSAによるがん検診、AICS（アミノ酸を利用したがんのスクリーニング）、セカンドオピニオンなどがんの一次予防、二次予防の仕事に関わってきました。新型コロナウイルスの流行で、医療の内容も変化してきています。がんに対する心構えの基本は変わりませんが、確実に医療は進歩していますし、情報も氾濫しています。

今回は、この医療の進歩について、現役のがん専門医の方にお願いして、この本の主旨である分かりやすい入門書の範囲で最新の情報を取り込みました。

一方で、がんの一次予防、二次予防、がんのリスク診断法も追加しました。さらにがんと一生付き合う状況になったあなたとご家族のための対処法も追加しました。

最後になりますが、私も泌尿器科のがんではありませんが、ちょうど1年前に悪性リンパ腫と診断され、神奈川県立がんセンターでがんの告知を受けました。そして「がん友」として抗がん剤の治療（外来化学療法）を受け、半年後の検査では再発は認められていませんが、免疫力の低下により帯状疱疹を発症し、現在その疼痛で悩まされています。

正しいがんの情報を共有し、一日一日を有意義に大切に過ごしましょう。この本ががんと診断されたあなたとご家族の皆様に、少しでもお役にたてれば幸いです。

２０２４年３月　三浦　猛

泌尿器科のがんがわかる本　目次

第3部 Q&A 泌尿器科のがんのここが知りたい……… 183

【完全版】

患者と家族のための……

泌尿器科のがんがわかる本

第1部 泌尿器科のがんになったときの基礎知識

がんは早く見つければ、治る可能性が高い

胃がんを追い抜いた前立腺がん

ご存じですか？　２０１９年、前立腺がんの罹患数が、男性では、胃がん、直腸がん、結腸がんを追い越して一位になりました。

本書では、前立腺、膀胱、腎臓、腎盂、尿管、精巣、陰茎の７つの「がん」を取り上げますが、泌尿器科が扱う臓器は、副甲状腺、副腎、腎臓、尿管、膀胱、前立腺、尿道、陰茎、精巣、後腹膜と多彩です。

がんは、その発生する臓器や部位によって、発生の頻度、発生しやすい年齢、男女差、また各種の治療に対する反応が大きく異なり、診断や治療方針、治療後の状態も異なります。泌尿器科のがんもその例外ではありません。

前立腺がんや膀胱がんは、もともと高齢者に多く発生するがんですが、近年の平均寿命の延長に伴って、高齢者が増加し、そのために患者が増加していると考えられています。最初に書いたとおり特に前立腺がんは患者が急増し、男性のがんでは、２０１９年、大腸がん、胃がん、肺がんを追い抜いて第一位になっています。

＊本文下段のこのスペースに抜き出した言葉は２２８ページからの用語解説に出ています。

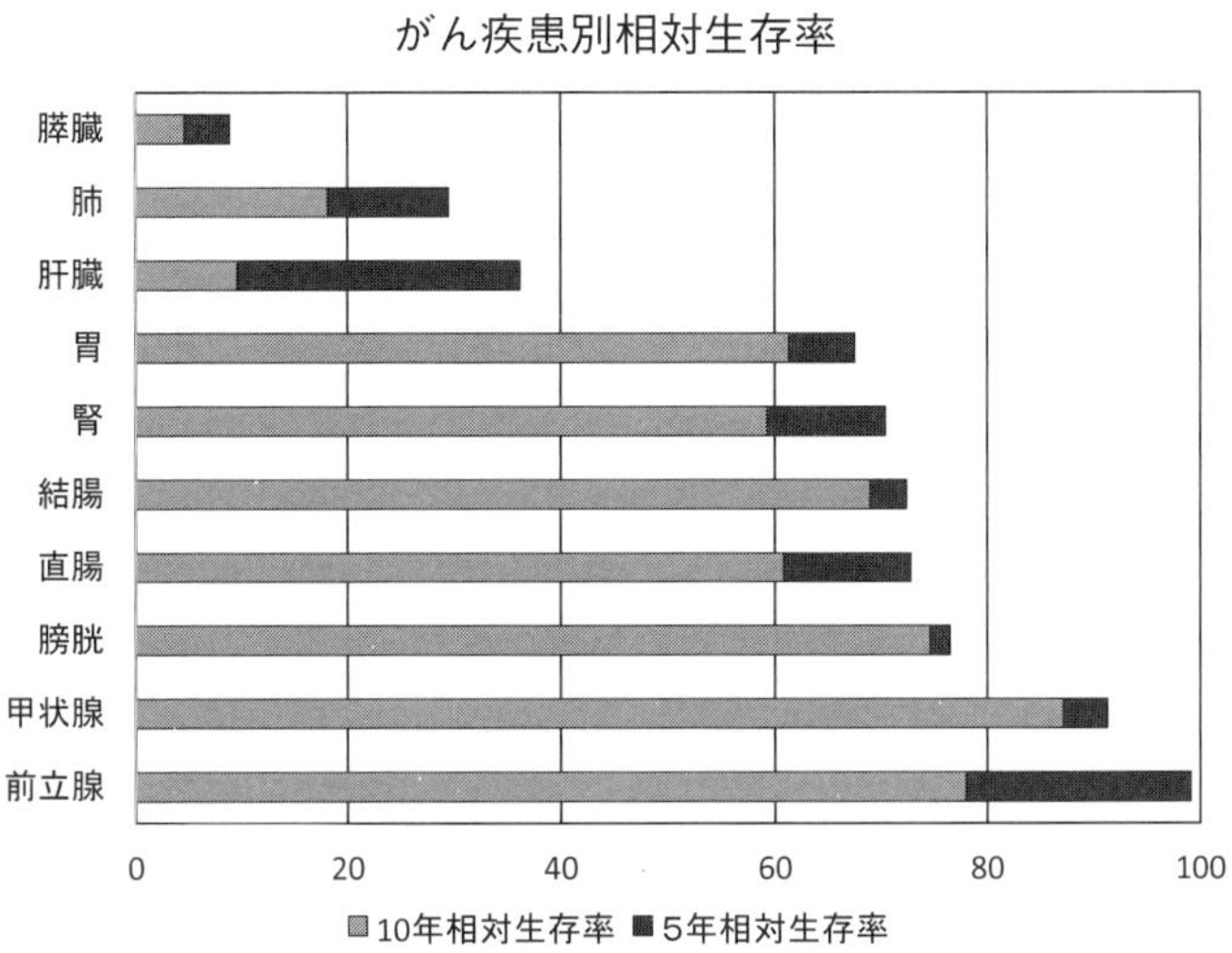

　一方、精巣がんは、30～40代の男性では、最も重要ながんと考えられています。前立腺がん、精巣がん、陰茎がんは男性だけに発生するがんですし、尿路上皮がん*（腎盂、尿管、膀胱、尿道）や腎がん*も男性に多く発生します。このように泌尿器科のがんは、男性に多いという特徴があります。

　がんは、初期は症状に乏しく、症状が出ると手遅れと考えられています。近年、検査技術の進歩（造影ＣＴ検査*、ＭＲＩ検査*、腹部超音波検査*、骨シンチ検査*、ＰＥＴ-ＣＴ検査など*）やＰＳＡ検診*などで早期に発見される患者さんが増え、それに伴い治療成績も向上しています。

尿路上皮
腎がん
造影ＣＴ検査
ＭＲＩ検査
超音波検査（エコー）
骨シンチ検査
ＰＥＴ-ＣＴ検査
ＰＳＡ検診

左右に二つある臓器のがんでは、病理診断（悪性度と進展度）と治療を兼ねて、原則的根治目的で全摘出手術が行われていましたが、腎がんでは最近、部分切除などで臓器を温存する治療法が選択されています。

50歳になったら腹部超音波検査、PSA検査、60歳で尿検査を

前立腺がんにおいては、これまでは早期がんでは全摘出手術が主流でしたが、最近は放射線治療技術の進歩で、*小線源療法、*IMRT、陽子線や重粒子線などの*粒子線治療を選ぶ患者さんが増加しています。膀胱がんでは、内視鏡手術の進歩が見られており、抗がん剤治療あるいは放射線治療の併用が行われ、*上皮内がん及び膀胱内壁の粘膜内に止まっている表在性のがんでは、*BCG注入療法による膀胱温存療法が増えています。

手術の技術も同時に進歩し、より負担の少ない手術法の開発が進み、内視鏡手術あるいは内視鏡併用ミニマム創手術、最近は*ロボット支援手術が主流となり、ダビンチ（米国製）とhinotori《ヒノトリ》（日本製）がしのぎをけずっています。

抗がん剤の治療も進歩しました。新しい抗がん剤の開発と共に、副作用を減らす

小線源治療
IMRT
粒子線治療
上皮内がん
BCG注入療法
ロボット支援手術

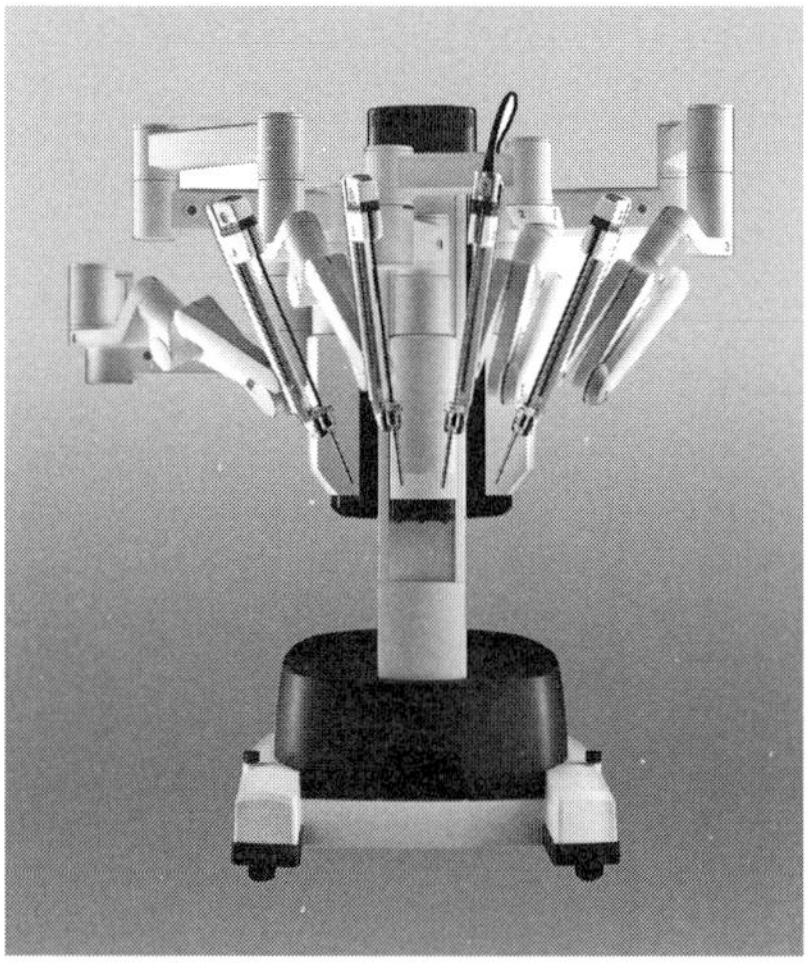

Da Vinci（ダビンチ）　インテュイティブサージカル社

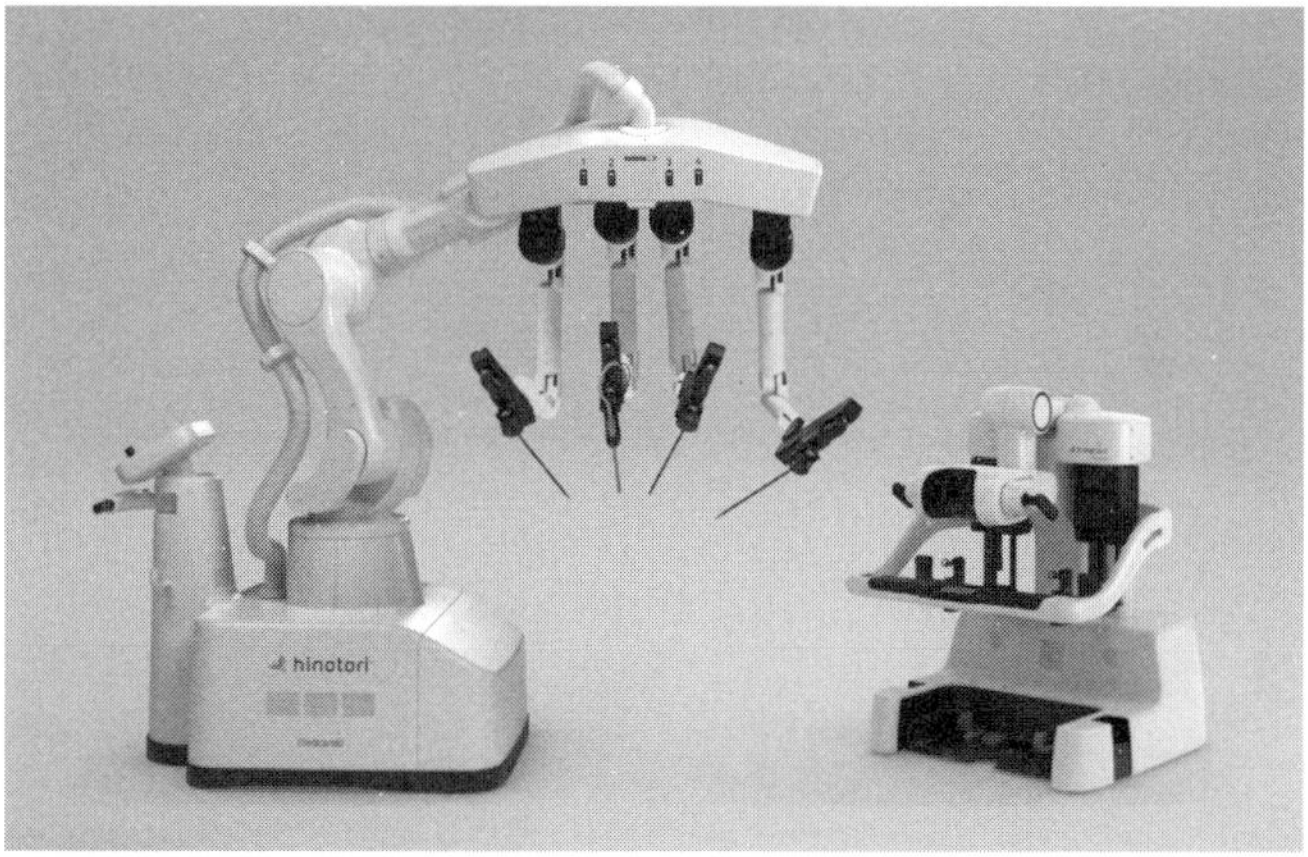

hinotori（ヒノトリ）　メディカロイド社

神奈川県で泌尿器科のがんと診断された人の数の変化

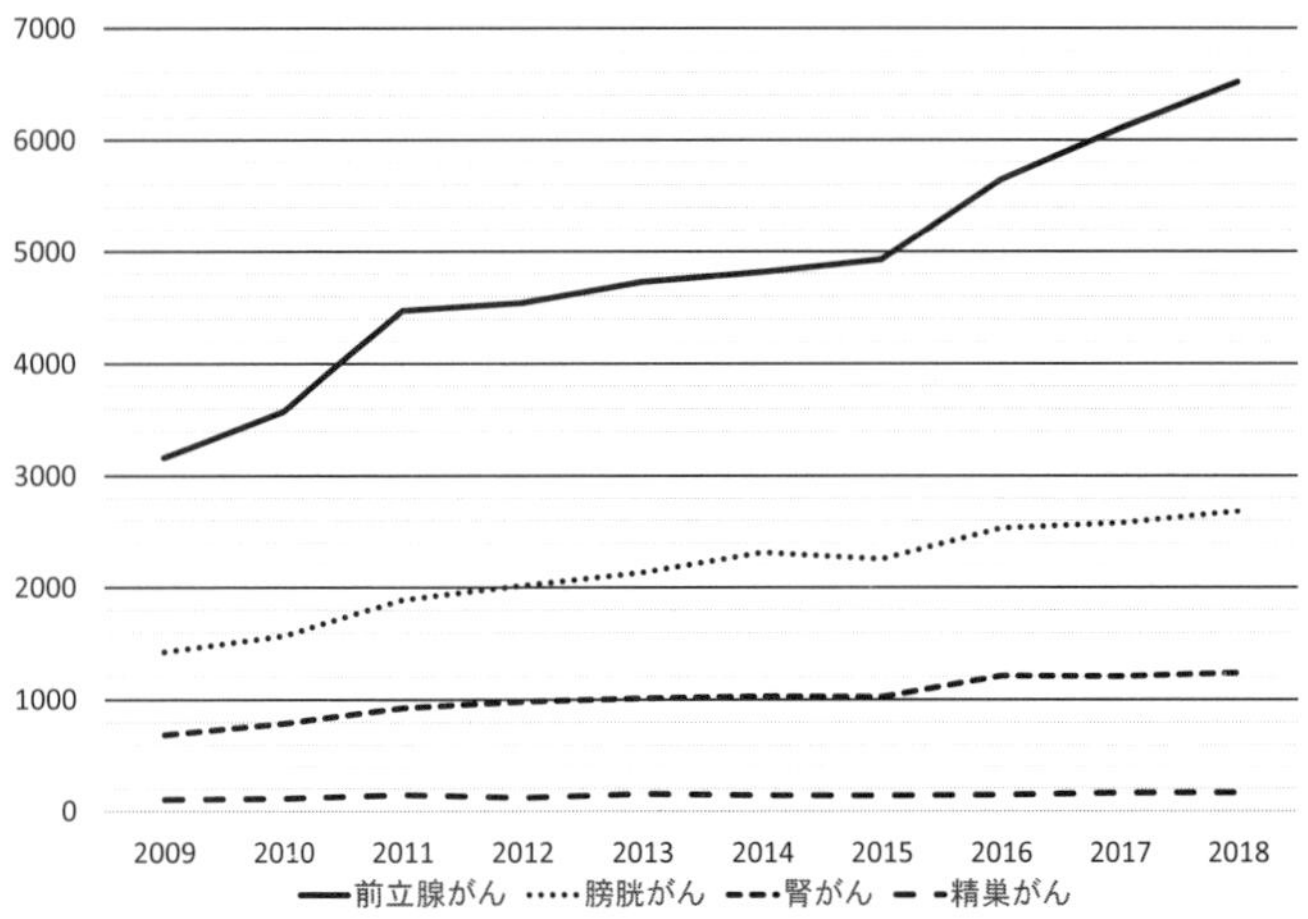

努力の結果、短期間に十分な量の抗がん剤を少ない副作用で投与することが可能となり、精巣がんは90％以上が完治するまでになりました。

また最近は、抗がん剤が効きにくいと言われていた腎がんにも新しい*分子標的薬及び*免疫チェックポイント阻害剤などの新しい免疫療法の併用で良い結果が得られています。

泌尿器科のがんの予防としては、第一に禁煙です。タバコをやめることは、膀胱がん、腎盂がん、尿管がん、前立腺がん、腎がんの予防に効果があると考えられています。

次は太らないことです。栄養をとるのは構いませんが、食べ過ぎは禁

分子標的薬
免疫チェックポイント阻害剤

物です。なお現在さまざまな健康食品が市販されていますが、泌尿器のがんに効果のある健康食品はいまのところありません。

泌尿器科のがんを早く見つけるために、50歳から健康診断で、おなかの超音波検査で腎臓の検査を受けましょう。また男性の親族で、前立腺がんと診断されて治療を受けている人がいる場合は、40歳から、いない場合は50歳からＰＳＡ検診を受けましょう。

60歳を超えたら尿の検査で血尿があるかないかを調べましょう。一度、ＣＴ検査あるいはＰＥＴ-ＣＴ検査を受けるのもいいでしょう。もし気になる症状があったら、泌尿器科の専門開業医または泌尿器科医が常駐している病院で、より詳しい検査を受けて下さい。

いずれのがんにも言えることですが、特に泌尿器科のがんは、早く見つけさえすれば、他のがんに比べて治る可能性が高いのです。

神奈川県立がんセンターでは、昭和45年から、県内に発生したがん患者の情報を集計・解析しています。これを「地域がん登録」と呼びます。県では毎年、この地域がん登録に基づき、年報を作成しています。この「神奈川県悪性新生物登録事業年報」は、第43報から「神奈川県のがん登録」へと名称が変わりました。

最新の神奈川県におけるがんの罹患数は、７０１１９人と依然増加の一途を辿っています。（神奈川県のがん登録　第46報　令和元年の集計　令和４年３月）神奈川県の年齢調整罹患率（男性）の検討では、高齢化の影響から罹患数で一番多いのは、２０１９年から前立腺がんで６５１８人（16・５％）でした。膀胱がんは、２６７９人（６・８％）、腎がんは、１２３８人（３・１％）、精巣がんは１６４人（０・４％）で、いずれも増加傾向でした。

検診で発見されたがんの割合は、前立腺がんで31・１％、腎がんで14・６％、膀胱がんは４・７％でした。部位別の*５年相対生存率は、前立腺がんが96・８％、腎がんが82・６％、膀胱がんが83・４％でした。

いっぽう、２０１６年から、国立がんセンターを中心に全国がん登録がスタートしました。現在国立がんセンターのがん情報センターで最新の情報を得ることができます。それによると、各種がんの５年生存率は、前立腺がんが99・１％、膀胱がんが76・５％、腎がんが70・４％と良好でした。ただ10年生存率を見ると、前立腺がんが78％、膀胱がんが74・６％、腎がんが59・３％と低下します。これからも、進行がんで、*再燃、再発例の治療成績の改善が求められています。

５年相対生存率

再発・再燃

今回、最新のデータを載せましたが、今後各種がんの罹患数、死亡数、5年相対生存率、10年相対生存率などが、毎年更新されますので、「神奈川県のがん登録」や「国立がんセンターがん情報センター」で最新情報を得ることができますので、是非活用してください。

なお、第2部の泌尿器科の各がんの説明では、神奈川県悪性新生物登録事業での神奈川県のがん登録　第46報（令和元年（2019年）の集計）のデータを活用しています。

早期発見のためには何をすればいいか

発病の危険因子と発病しやすい年代がある

がんは、予防が第一ですが、次に大切なのは、症状が出る前に早めに発見することです。がんの性質から考えて、次の方法で早く見つけましょう。

◆第一段階

・前立腺がん（発病しやすい年齢は、60～70歳代）

危険因子＝前立腺がんの家族歴がある（その場合は、40歳からＰＳＡ検診を）
発見方法＝50歳からＰＳＡ検診を

・**膀胱がん**（発病しやすい年齢は、60〜70歳代）
危険因子＝危険因子とされる薬品を扱う職業についていた、長年喫煙している
発見方法＝健康診断で、尿の潜血反応、沈渣の検査を受ける

・**腎がん**（発病しやすい年齢は、50〜60歳代）
危険因子＝家族に腎臓がんにかかった人がいる、透析を受けている
発見方法＝健康診断で、腹部の超音波検査を受ける

・**精巣がん**（発病しやすい年齢は、25〜30歳代）
危険因子＝＊停留精巣と診断されている
発見方法＝自分の精巣（睾丸）を触ってしこりがあるかないか確認する

・**陰茎がん**（発病しやすい年齢は、65歳以上）
危険因子＝包茎である
発見方法＝陰茎を触ってしこりがあるかないか確認する

停留精巣

住まいの近くに信頼のできる、かかりつけ医を

◆第二段階

第一段階で異常があり、精密検査をすすめられたら、かかりつけ医をお持ちの方は、かかりつけ医に相談して、近くの泌尿器科専門の開業医を紹介してもらってください。

かかりつけ医もいない、近くに泌尿器科専門の開業医が見当たらない場合は、最初にがん検診した医院から紹介状をもらって、泌尿器科の専門医が常駐する近くの大きな病院（地域の基幹病院）を受診してください。

さてここからが問題です。これまでの症状や検査結果からがんが疑われた場合、どこの病院で診断し治療するかが大きな問題なのです。結論から言えば、できるだけ治療を受ける病院で、最初から検査、診断、治療を受けるのが望ましいのです。あなたのお住まいの近くに信頼のおける主治医の常駐する、標準的治療*が可能な基幹病院があればそこで治療を受けましょう。

もし他の医師の意見を聞きたいときはセカンドオピニオンを受けましょう。もしそのような病院が近くになかったら、自宅から遠方その病院で診断、治療を受けることになります。その場合、必ず近くの、かかりつけ医と泌尿器科専門開業医、あ

標準的治療

るいは入院可能な病院を確保しておく必要があります。

この機会に自分と気の合う、かかりつけ医、病院の主治医を見つけましょう。

現在の日本では、医師は出身大学とのつながりが強いので、可能なら主治医がどの大学の医局の出身かを知っておくことは後で役に立つかもしれません。インターネットや出版物の情報や他人の紹介では、あなたと気の合う主治医に巡り合うことは難しいと思います。

がんと診断された時に確認しておくこと

告知を望むか、かかりつけ医はいるか

これは泌尿器科のがんだけに限りません。がんが疑われるとき、あるいはがんを疑って検査や診察を受けるとき、まず次のことを自分に問いかけ、答えを用意しておきましょう。

がんの告知を希望するか

相談したい人がいるか（この人をキーパーソンと言います）

家族があなたへの直接の告知には反対でも、告知を希望するか

自宅と病院とは近いか
気の合う、かかりつけ医はいるか
一緒に住んでいる家族はいるか
今住んでいるのは自分の家か
家族にがんの人はいるか
自分の年齢
たばこは吸うか
宗教を信じているか
現在治療している病気はあるか
現在飲んでいる薬はあるか

がんの診断時に主治医に確認しておくこと

つぎに、泌尿器科の各がん別に、自覚症状があるとき、あるいは診察や検査の結果がんと診断されとき、自分自身の答えと、主治医に確認しておくことを挙げておきます。これはあなたがこの本を読んで治療方針を決め、自分なりにこれからの見通しを考えるために必要なことです。

◆前立腺がん

何か自覚症状があるか（はい、いいえ）
PSAの値は上昇しているか（はい、いいえ）
前立腺に硬いところがあるか（はい、いいえ）
MRIで何か変化があるか（はい、いいえ）
悪性度はどのレベルか（高分化、中分化、低分化）
進展度はどのレベルか（限局性、局所浸潤性）
転移があるか（はい、いいえ）

◆膀胱がん

血尿があるか（はい、いいえ）
ほかに何か自覚症状があるか（はい、いいえ）
細胞診は陽性か（はい、いいえ）
がんの数はいくつか
MRIで何か変化があるか（はい、いいえ）
悪性度はどのレベルか（高分化、中分化、低分化）

進展度はどのレベルか（限局性、局所浸潤性）
上皮内がんはあるか（はい、いいえ）
転移があるか（はい、いいえ）
＊上部尿路に異常があるか（はい、いいえ）

◆腎がん

何か自覚症状があるか（はい、いいえ）
＊ＣＲＰの値は上昇しているか（はい、いいえ）
がんの大きさはどのくらいか
ＭＲＩ、ＣＴで何か変化がるか（はい、いいえ）
悪性度はどのレベルか（高分化、中分化、低分化）
進展度はどのレベルか（限局性、局所浸潤性）
がんは血管の内側に進んでいるか（はい、いいえ）
転移があるか（はい、いいえ）
反対側の腎臓に異常があるか（はい、いいえ）

上部尿路

CRP

◆腎盂・尿管がん

血尿があるか（はい、いいえ

ほかに何か自覚症状があるか（はい、いいえ）

細胞診は陽性か（はい、いいえ）

がんの場所はどこか

ＭＲＩ、ＣＴで何か変化がるか（はい、いいえ）

悪性度はどのレベルか（高分化、中分化、低分化）

進展度はどのレベルか（限局性、局所浸潤性）

上皮内がんはあるか（はい、いいえ）

膀胱に異常があるか（はい、いいえ）

転移があるか（はい、いいえ）

反対側の腎臓に異常があるか（はい、いいえ）

◆精巣がん

精巣にしこりが触れるか（はい、いいえ）

腫瘍マーカーは上昇しているか（はい、いいえ）

がんの種類は何か
ＭＲＩ、ＣＴで何か変化がるか（はい、いいえ）
進展度はどのレベルか（限局性、局所浸潤性）
転移があるか（はい、いいえ）
反対側の精巣に異常があるか（はい、いいえ）
結婚しているか（はい、いいえ）
子供はいるか（はい、いいえ）

◆陰茎がん

包茎か（はい、いいえ）
腫瘍マーカーは上昇しているか（はい、いいえ）
陰茎に硬いところがあるか（はい、いいえ）
ＭＲＩ、ＣＴで何か変化がるか（はい、いいえ）
悪性度はどのレベルか（高分化、中分化、低分化）
進展度はどのレベルか（限局性、局所浸潤性）
転移があるか（はい、いいえ）

ＴＮＭ分類と病期（ステージ）について

＊ＴＮＭ分類は、国際対がん連合（ＵＩＣＣ）によって定められたがんの進み具合を評価する指標の一つです。

原発腫瘍（Ｔ：tumor 因子）
所属リンパ節（Ｎ：lymph node 因子）
遠隔転移（Ｍ：metastasis 因子）

「ＴＮＭ分類」の「Ｔ」というのは原発のがんの広がり（深達度など）を、「Ｎ」はがん細胞のリンパ節への転移の有無と広がり、「Ｍ」は原発から離れた臓器への遠隔転移を意味します。

３つの因子を画像検査、内視鏡検査、病理検査などで評価し、それらを総合してがんの病期（ステージ）を的確に診断した上で治療を開始します。がんの予後を予測し、治療方針を決定するために重要です。治療の前に必ず確認しましょう。

詳細な分類の仕方や病期の決定の基準は、がんの種類によって異なりますので、第２章の各論でがんの種類別に詳しく説明します。

がんの検査……血液検査からＰＥＴ-ＣＴまで

飛躍的に進歩したがんの画像診断と検査法

がんの検査と診断法は近年、飛躍的に向上しました。血液検査や尿検査だけでなく、旧来のレントゲン写真による平面的な画像診断から、今は電子技術とコンピュータ（人工知能：ＡＩ）を駆使した画期的な電子検査機器が開発され、立体画像による精密ながんの診断が可能になりました。本書の表紙のタイトルの下にも最新の検査機器や放射線装置のカラー写真をいくつか掲載しておきましたが。これらの機器は、今や泌尿器科のがんの検査、診断、治療になくてはならない物になっています。

現在、泌尿器科のがんの検査と診断にはどのようなものがあるか、ざっと説明しておきましょう。

◆血液・生化学検査

採取した血液を調べて、体の異常を判断する検査です。がんの場合、貧血の有無を、赤血球数あるいはヘモグロビン値で診断します。ＣＲＰ（Ｃ-反応性蛋白）

も大切な検査で、がんが進行するとこの値は上昇します。昔は血沈検査を行っていましたが、最近はあまり行われていません。

泌尿器科では、腎臓機能を重要視しますので、クレアチニン、尿酸値なども参考にします。

あとは骨の代謝のマーカーとしてＡＬＰ（アルカリフォスファターゼ）、肝臓の代謝のマーカーとしてＬＤＨ（乳酸脱水素酵素）、ＡＳＴ（アスパラギン酸トランスフェナーゼ）、ＡＬＴ（アラニンアミノトランスフェナーゼ）なども参考にします。

◆尿検査

泌尿器のがんで重要な尿の検査の目的は、血尿の診断です。スクリーニングとしては、テステープ*を利用して、尿潜血反応、尿蛋白、尿糖などを調べます。原則は顕微鏡で赤血球の確認と形、量、異型細胞の有無を調べます。

◆静脈性腎盂造影法（ＩＶＰ検査）

腎臓、尿管、膀胱の異常を検査するレントゲン検査です。これまで、造影剤を使った尿路の検査の主役でしたが、最近は造影ＣＴ検査にその座を奪われています。造影剤を静脈に注射して検査しますので、造影剤にアレルギーがないか注意が必要で、前もって副作用の説明の同意書にサインしてもらいます。

テステープ

◆**超音波検査（エコー検査）**

高周波の音波（超音波）を内部の組織や臓器に反射させ、それによって生じたエコーを利用する検査法です。前立腺がん、腎がん、膀胱がん、精巣がんの検査にも使われます。外来で比較的簡単に検査できます。前立腺がんの多くが、低信号強度で示されますが、熟練の技が必要です。検査法として、お腹から見る方法と直腸から見る方法があります。

◆**血清腫瘍マーカー試験**

血液を調べて、がん細胞から血液中に放出された特定の物質の量を測定する検査法です。前立腺がんでは、ＰＳＡ（前立腺特異抗原）、精巣がんではＡＦＰ（α-フェトプロテイン）、β-ｈＣＧ（β-ヒト絨毛性ゴナドトロピン）などがあります。

◆**膀胱鏡検査**

膀胱鏡（ライトの付いた細い管）を尿道から膀胱へと挿入します。そして膀胱と尿道の内部を観察して、出血の原因とがんがあるかないかを直接調べる検査法です。

◆**尿管鏡検査**

膀胱鏡よりさらに細い尿管鏡（ライトの付いた細い管）を尿道から膀胱、尿管、腎盂へと挿入していきます。尿管と腎盂の内部を観察して、がんがないかを調べる検査法です。場合によっては、組織のサンプルを採取することもあります。

◆生検

細胞や組織を採取し、それを顕微鏡で観察して、がんがあるかないかを調べる検査です。前立腺がんでは特別な針で生検します。

◆尿細胞診検査

尿に特殊な染色（パパニコロウ染色）をして、それを顕微鏡で観察、がんがあるかないかを調べる検査です。結果は、Ⅰ、Ⅱ、Ⅲ、Ⅳ、Ⅴの5段階で表され、Ⅳ以上を陽性と判断します。

◆骨シンチ検査

骨の内部で活発に分裂しているがん細胞などを検出する検査法です。ごく少量の放射性物質が静脈内に注入され、これが血流に乗って全身を巡ります。この放射性物質には骨の中の細胞分裂が活発な部分に集まっていく性質があるため、これを特殊な装置を用いて検出します。

◆ＭＲＩ検査（磁気共鳴画像法）

磁石の原理を応用した磁気共鳴装置と呼ばれる機械を使用し、コンピュータを用いて体内領域の精細な連続画像を作成する検査法です。最近は、機械の進歩や拡散強調画像などを利用してより正確な診断が行われるようになりました。特に前立腺がんの早期発見に有用です。

◆CT検査（コンピュータ断層撮影）

体内の領域を様々な角度からX線撮影して、精細な連続画像を作成する検査法です。画像はX線装置に接続されたコンピュータによって作成されます。

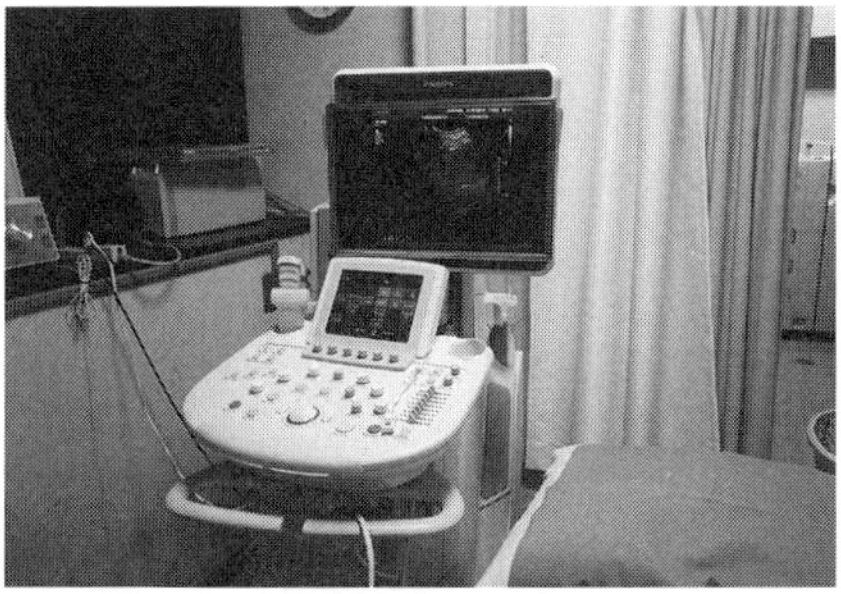

超音波（エコー）

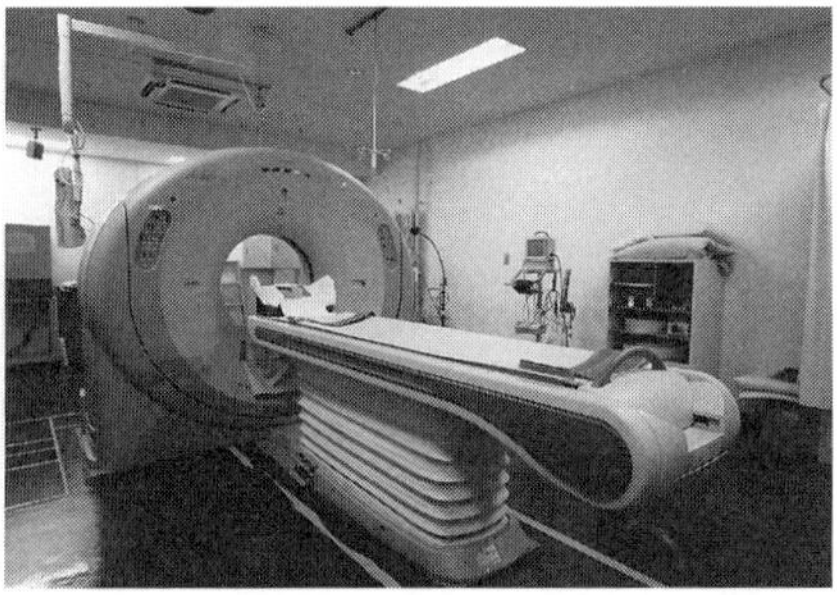

CT

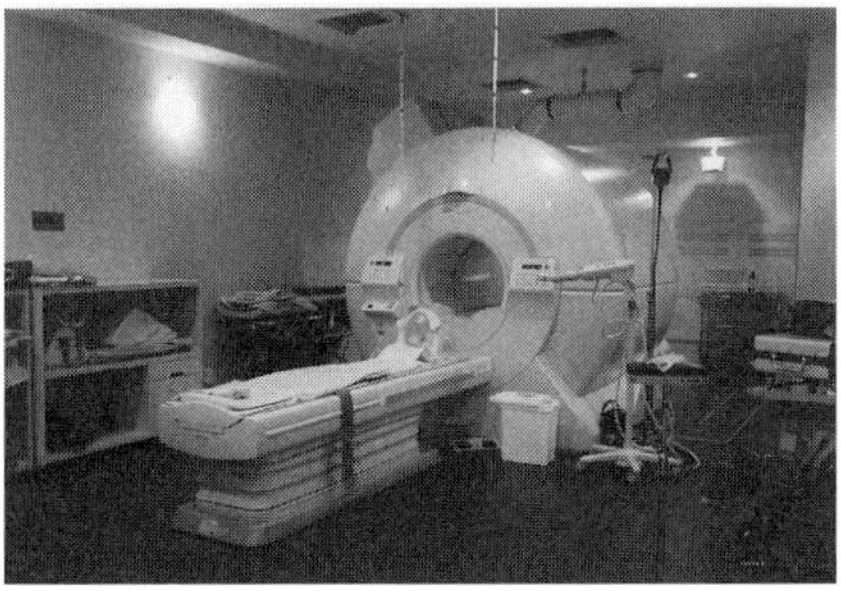

MRI

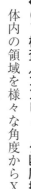

診断をより確実にする目的で造影剤を静脈に注射することがあり、副作用の説明の同意書のサインが必要です。腎臓機能が低下している場合は、無理して造影検査は行いません。Ｘ線とは放射線の一種ですから、被曝線量を減らす努力が医療現場では行われています。

最近は三次元ＣＴ検査*といって立体画像も合成可能で、これにより診断のための

*三次元ＣＴ検査

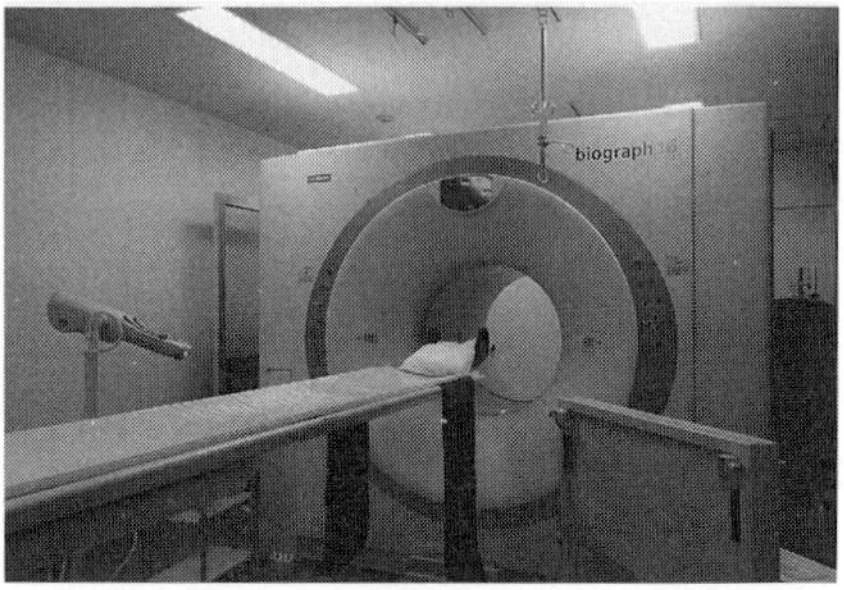

PET-CT

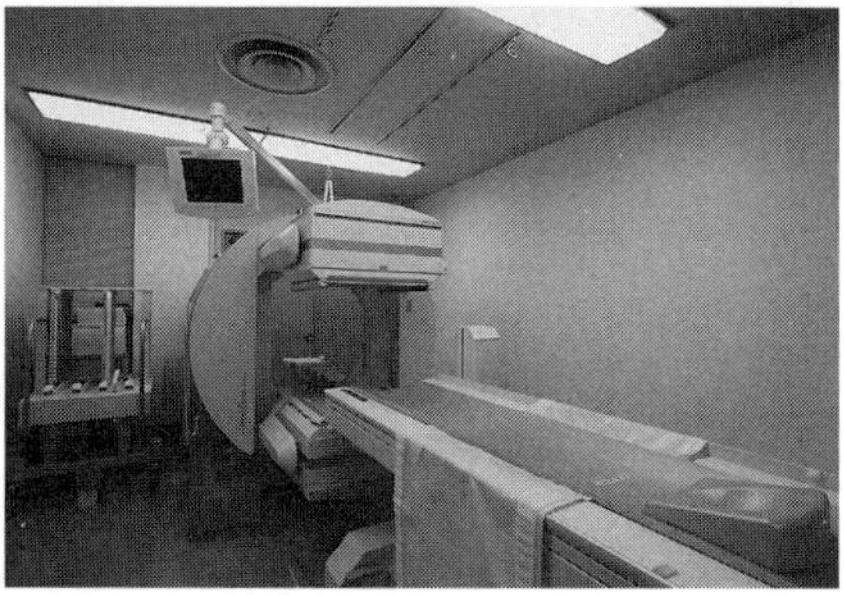
骨シンチ

血管造影検査、ＩＶＰ検査が行われなくなりました。

◆PET-CT検査

ＰＥＴはPositron emission tomography（陽電子放出診断装置）の略で、ＣＴ検査やＭＲＩ検査と異なり、細胞の活動の様子を画像で確認できます。これにがんの位置を検出するＣＴ画像を組み合わせたＰＥＴ-ＣＴ検査では、さらにＰＥＴによる糖分の糖代謝画像とＣＴの位置画像との一体画像が一連の流れの中で、同時に得られ、小さながんの発見や良性・悪性の判断が可能になるなど、診断の精度が格段に向上しました。

◆組織診断

手術や生検で得られたがんの組織の検査です。組織診断で大切なのはがんの広がり（進展度）、がんのたちの悪さ（悪性度）、さらにがんの組織の形です。がん組織はホルマリンで固定され、特別な染色をしたあと専門の医師（病理医）が主に顕微鏡で観察して診断します。

◆尿中腫瘍マーカー

尿中腫瘍マーカーとして、膀胱がんで、ＮＭＰ-22（nuclear matrix protein-22）、ＢＴＡテスト（bladder tumor antigen test）が使われますが、この検査だけで

は診断はできません。

セカンドオピニオンの上手な利用の仕方

セカンドオピニオンを受けるための条件

セカンドオピニオンとは、現在の主治医の診断、治療、説明などが十分に納得できなかったときに、他の医療関係者の意見、すなわち「第二の意見」を聞き、自分の判断の参考にしようとするものです。

納得のいく治療を受けるには、まず患者さんとご家族と主治医との良好な信頼関係が欠かせません。そのためにも患者さんは診断や治療方針を十分に理解し納得する必要があります。がん患者さんの場合は、可能ならばすでに「がん」という病名と、その進展度、悪性度について告知を受けていることがセカンドオピニオンを受けるときに必要な条件の一つです。さらにできれば事前に自分の病気について正しい情報を集め、病気を正しく理解する努力をしておくといいでしょう。

セカンドオピニオンをうける動機の一つに、現在の主治医とのコミュニケーションが不足していることが挙げられます。病気の診断や治療については、まず現在の主治医とよく話し合ってください。それでもなお納得できないことがあるときは、他の医療機関でセカンドオピニオンを受けることをお勧めします。

セカンドオピニオンを受ける場合は、現在の主治医に、病状、これまでの経過、治療方針などを記した紹介状を書いてもらいましょう。可能なら画像診断（ＣＴ、ＭＲＩ）などの画像や検査結果などのコピーも持参してください。最近では、電子媒体で、ＣＤを渡されることも多くなりました。

セカンドオピニオンを受けるときのポイント

現在の主治医とよく話し合わないまま、セカンドオピニオンを受けることは控えましょう。そして患者さんやご家族が、ご自分のがんの診断法や治療法について、ある程度の知識を得た上で、できれば自分の意見を持ってから受けることをお勧めします。

セカンドオピニオンを受ける前から、その病院に転院して治療を受けることを希望する患者さんやご家族がおられます。転院するかどうかは、セカンドオピニオンを受けた専門医の意見を聞いたあと、もう一度現在の主治医と相談してから決めることをお勧めします。

ご家族だけでセカンドオピニオンを受けることも可能ですが、この場合、個人情報保護法の観点から本人の委任状が必要です。セカンドオピニオンは、やはり本人とキーパーソンであるご家族とで受けることが原則です。ただ多くの専門医の判断や意見を聞くことで、かえって迷いが生じることがあるので注意しましょう。

セカンドオピニオンでは何を聞くか

神奈川県立がんセンター泌尿器科のケースで説明しましょう。相談内容は、

・診断が正しいかどうか
・診断確定後の初回治療
・現在の治療とこれからの治療
・標準治療後の再発、再燃時の治療について
・緩和医療について

――などが主なものでした。がんセンターへの転院の希望も少なからずありました。

受診の動機として最も多いのは、患者さんが、「現在の主治医から納得のいく説明をしてもらえない」と感じているケースです。また、患者さんとご家族と主治医のあいだの信頼関係が失われた理由として、主治医が転勤などで交代したことを挙

げる人が少なくありません。

主治医、患者さん、ご家族がお互いに信頼し合うことが大切で、主治医の側もがんが簡単に治るような印象を与える説明はつつしむべきでしょう。

一方、患者やその家族がセカンドオピニオンを受ける背景には、がんに対する理解不足（標準治療でがんが治らない）、過度の期待（治療方針の不一致）、大病院指向（現在の主治医に対する信頼度の薄さ）、相談できる、かかりつけ医師の不在、インターネットなどによる情報過多、さらに地域の医療水準と自宅から病院までの距離の重要性が理解できていないことなどが挙げられます。

最近は、セカンドオピニオンの本来の意義や目的が少しずつ理解されてきたようですが、現在の主治医のもとでより良い治療結果を得るためにセカンドオピニオンを受けるというより、現在の主治医の不信感や、がんセンターに転院してより良い医療を受けたいという目的でセカンドオピニオンを受診に来られる人がまだ多いのが実情です。

セカンドオピニオン受けるのにかかる費用

紹介状やＣＴ、ＭＲＩなどの画像など、現在受診している病院からのがんの診療情報の提供は、２００６年に保険適応となり、紹介の費用は全国一律ですが、セカンドオピニオンを受ける費用は医療機関によって異なり、時間制のところが多くなっています。

セカンドオピニオン外来は、基本的に公的医療保険が適用されない実費診療です。病院によって内容や患者様に請求される料金が異なります。

神奈川県のがん診療連携拠点病院等のセカンドオピニオン外来の料金比較をネットで検索すると、神奈川県立がんセンターのセカンドオピニオンの料金の目安（１時間）は、３２，４００円で、基本料金（30分まで）２１，６００円（消費税込み）30分を超えた場合、以降30分ごとに１０，８００円（消費税込み）が加算されます。

※セカンドオピニオンの時間には、診察室内で、医師が患者さんを前にして、紹介状（診療情報提供書）及び画像検査結果（ＣＤ、ＤＶＤ、レントゲンフィルム）などを確認する時間や、主治医（紹介元）への意見書を作成する時間を含みます。病理診断をした場合には、これに要した料金（診療報酬算定方法により算定した額に消費税相当額を加えた額）を加算します。となっています。

泌尿器科のがんで血尿が教えてくれること

肉眼でわかる血尿が出たらすぐに泌尿器科へ

血尿は、尿の色（色調）で血尿とわかる肉眼的血尿、尿の色ではわからない顕微鏡的血尿、そして痛みなど症状のある症候性血尿、症状のない無症候性血尿に分けられます。

健康診断などの検査では、まずテステープ（尿試験紙）で潜血反応を調べます。その結果、±、＋１は、ほとんど心配いりません（血尿診断ガイドラインでは、＋１を推奨しています）。＋２以上が出たら、顕微鏡で尿沈渣検査を行い、赤血球の有無を確認します。

このとき赤血球の形を確認することが大切で、その特徴によって、出血の原因が腎臓の糸球体から出たものであるかどうかがわかります。顕微鏡的血尿ではまず貧血になることはありません。なぜなら肉眼で血尿と判断できる濃度は、０・１％以上、つまり一日の尿量が１５００ミリリットルとして１・５mL／日程度の出血で、顕微鏡的血尿はそれ以下の量だからです。

がんの診断で問題なのは、痛みなどの症状がない、尿の色でわかる血尿（無症候性肉眼的血尿）です。
無症候性〝肉眼的血尿〟から予測される病気を頻度の高い順に並べておきます。
尿路感染症（33％）
膀胱がん（15％）
前立腺肥大症（13％）
尿路結石（11％）
いっぽう、無症候性〝顕微鏡的血尿〟から予測される病気を頻度の高い順に並べておきます。
原因不明の腎臓からの血尿（特発性腎性血尿）（43％）
前立腺肥大症（13％）
尿路結石（5％）
尿路感染症（4％）
膀胱がん（4％）
顕微鏡的血尿では、がんの患者さんはわずか（5％）で、肉眼的血尿でも、がん以外の病気であることも多いのです。ですが、自覚症状がなくても肉眼的血尿が出たら、まず泌尿器科の専門医に診てもらってください。

血尿の頻度でこんなことが予測される

肉眼的血尿の診断で大切なのは、患者さんから赤い尿が出たと訴えられても、それが本当に血尿かどうか確認することです。膀胱がんの血尿は、肉眼的血尿が出たり、出なかったりすることが多く、これまでに血尿があったか、もしあればそれは排尿の最初（排尿前血尿）か最後（排尿後血尿）だけか、あるいは最初から最後でずっとなのか（全血尿）、痛みなどの症状があるかどうかの確認が重要です。

肉眼的血尿はトマトジュースのような色で濁って見えます。透明な赤い尿は、ヘモグロビン尿、ミオグロビン尿などであることが多く、テステープでは陽性でも、尿沈渣検査で赤血球が認められるかどうかで、本当に血尿かどうかの判断ができます。

前立腺がん

進行がんで、排尿の初期あるいは排尿の最後に血尿が認められます。

膀胱がん

80％以上が血尿を主な症状として受診します。

腎がん

昔は、三大症状（側腹部痛、血尿、腹部腫瘤）の一つとして肉眼的無症候性血尿がありました。最近は、早期がんの増加で頻度は少ないのですが、注意する必要があります。

腎盂・尿管がん

初期の症状として肉眼的血尿が60％に認められます。

尿路上皮がんでは血尿であわてることはない

たちのおとなしい尿路上皮がんでは、肉眼的血尿が出てから病気が見つかっても遅くはありませんが、それでも尿の色で判断できる血尿を認めたら早めに泌尿器科を受診することが大切です。尿潜血反応はがんの診断にはあまり意味はありません。尿細胞診検査では、たちのおとなしいがんは陽性にならないことがあるので、検査を過信しないほうがいいでしょう。

たちの悪い尿路上皮がんでは、早めに尿細胞診検査で診断し、組織を一部採取して確定診断をすることが大切です。尿潜血反応陽性（＋2以上）なら、まず細胞診検査を行います。男性の場合、膀胱鏡検査は少し苦痛を伴うので、慎重にします。

たちのおとなしい膀胱がん患者の経過観察では膀胱鏡検査は重要です。尿細胞診検査では陽性になりにくいからです。

最近では、尿中にあるがんに特徴的なＤＮＡを検査して尿路上皮がんの早期発見、再発の診断への応用が報告されています。将来は尿細胞診検査にとって代わる可能性があります。

がんのリスク判定法について

最近になって、がんのリスク診断と言って、尿や少量の採血でがんのリスク（危険度）を予想する検査が増えてきました。しかし、民間で行う早期発見を目指すがんのリスク検査などは、がんで亡くなる人がどれくらい減少するのかについての科学的データが十分ではなく、国が推奨するがん検診ではありません。

ただ、その結果がハイリスクと判断されても、最終的には、市町村などの自治体が行うがん検診かがん専門病院で、現在ハイリスクと指摘されたがんに罹患しているか調べる必要があります。

現在行われているがんのリスク診断法

◆「N-NOSE」尿によるがんスクリーニング検査

「N-NOSE」はこれまでの検査とは全く異なり、生物（線虫）の能力を活かして行う検査です。誰もが手軽に受けられる検査で、一度の検査で全身網羅的にがんリスクを調べることができます。現在、学会がこの検査の真偽を確認中です。

◆アミノインデックスがんリスクスクリーニング（AICS）

がんになると、血液中のアミノ酸濃度のバランスが変化することがわかっています。5mLの血液を調べることで、肺がん、大腸がん、胃がん、前立腺がん、膵臓がん、子宮がん、乳がんのがんのリスクを評価することができます。私は、前立腺がんを担当しましたが、前立腺がんのC判定（ハイリスク）とされた男性100人にPSA検査をすると一人（1％）前立腺がんが見つかる程度です。

◆マイクロアレイ血液検査1

マイクロアレイとは、がんなどの異物に対する体の反応を遺伝子レベルで測定できる最新の技術です。体内にがん細胞が発現すると、血液中にがん細胞を攻撃するm-RNAが出現します。これを解析することにより、膵臓がん、胆道がんを含む4つの消化器系がんを同時に、部位別に検査できます。

◆メタロ・バランス検査

血液中の微量元素を測定し、そのパターンの変化からがんのリスクスクリーニングが可能な方法。男性は、大腸がん、胃がん、肺がん、前立腺がん、すい臓がん、肝臓がんの６種、女性は、大腸がん、胃がん、肺がん、乳がん、すい臓がん、肝臓がん、子宮頸がん、子宮体がん、卵巣がんの９種について、６mLの採血でリスク判別が可能です。

がんに負けない賢い患者になるための心得

信頼関係のもとで悪い情報を聞く姿勢も

まず、がんは簡単には治らない、一生の病気であることを理解していただきたいと思います。がんの症状があって受診した場合は、すでに進行がんで、〝治らないがん〟であることが多いと理解してください。

新聞や雑誌などによく「がんの治療成績」という言葉が出てきます。5年生存率とか有効率とか書いてありますが、これはがんが〝完治する率〟ではありません。がんが治らなくても5年生存した、がんが一定の割合で小さくなる率です。がんが完治したと診断するのは難しいのです。

がんをできるだけ正確に診断しなければ治療は始まりません。泌尿器科のがんについて説明する第2部に出てきますが、がんは悪性度、進展度、組織の形と患者さんの状態から、「治りやすいがん」、「治りにくいがん」、「治らない、共存するがん」に大きく分けられ、それぞれ標準的治療法を選択することになります。

標準的治療法は1つではないので、基本的には、患者さん自身に決めてもらうことになります。ですから病理検査の確定診断が出るまでに、主治医と患者さん、ご家族とはお互いに思いやり、よく理解し合える良好な関係が築かれていなければなりません。悪い情報を聞く患者さんやご家族のつらさはわかります。しかし説明する私たちもつらいのです。

がんの疑いで病院に来られた患者さんの場合は、診断まで一定の時間があります。多くの場合、たとえがんと診断されても治りやすい早期がんの場合は、お互いを理解する時間の余裕がある場合が多いのですが、すでに診断がついて治療目的で受診されるときや、かなり進行していて早く治療を開始する必要があるときは、お互いを十分に理解し合う時間的な余裕がない場合が多いのです。

良い治療を受けるために、そして良い結果を得るために、患者さんもがんについてよく学び、賢くなる必要があります。どうすれば〝賢い患者〟になれるか、考えてみましょう。

新・医者にかかる10箇条

認定NPO法人ささえあい医療人権センターCOML（コムル）から賢い患者を実践するにはどうすればよいかを解説した「新・医者にかかる10箇条」が出されています。

①伝えたいことはメモして準備
②対話の始まりはあいさつから
③よりよい関係づくりはあなたにも責任が
④自覚症状と病歴はあなたの伝える大切な情報
⑤これからの見通しを聞きましょう
⑥その後の変化も伝える努力を
⑦大事なことはメモをとって確認
⑧納得できないときは何度でも質問を

⑨医療にも不確実なことや限界がある
⑩治療方法を決めるのはあなたです

私はこれに加え、これまでの経験から患者さんとご家族に、初診時には次のことを知っておいていただきたいと考えています。

⑪悪い情報でも聞く覚悟をする
⑫自分の情報についてどこまで知りたいか、自分の意思を伝える
⑬これまで得た情報から、主治医に自分なりの考えを伝える
⑭がんは簡単には治らない〝一生の病気〟であることを理解する
⑮できるだけ家族と一緒に主治医の話を聞く
⑯セカンドオピニオンの制度を正しく理解する

そして、入院して病理の確定診断の後、初回治療を受けて元気で退院するときに、次のことを知ってほしいと思います。

⑰これからも主治医と良好な信頼関係を保ち続ける努力をする
⑱これからも、悪い情報をきく覚悟をする

⑲主治医に自分達の意思を伝え続ける
・今後どう生きたいか
・後どのくらい生きたいか
・最後をどこで過ごしたいか
⑳自分のがんが、治りやすいがん、治りにくいがん、共存するがんのどのタイプかを理解する
㉑常に正しい必要な情報を得る努力をする
㉒がんにならない努力を続ける（禁煙、腹八分目、適度な運動で太らない）
㉓一人で悩まないで、病院の地域連携室などを活用する
㉔残された時間を有意義に過ごす
㉕医療はチーム医療であることを理解する

第2部

泌尿器科のがんの検査・診断・発見・治療

腎・泌尿器系内蔵

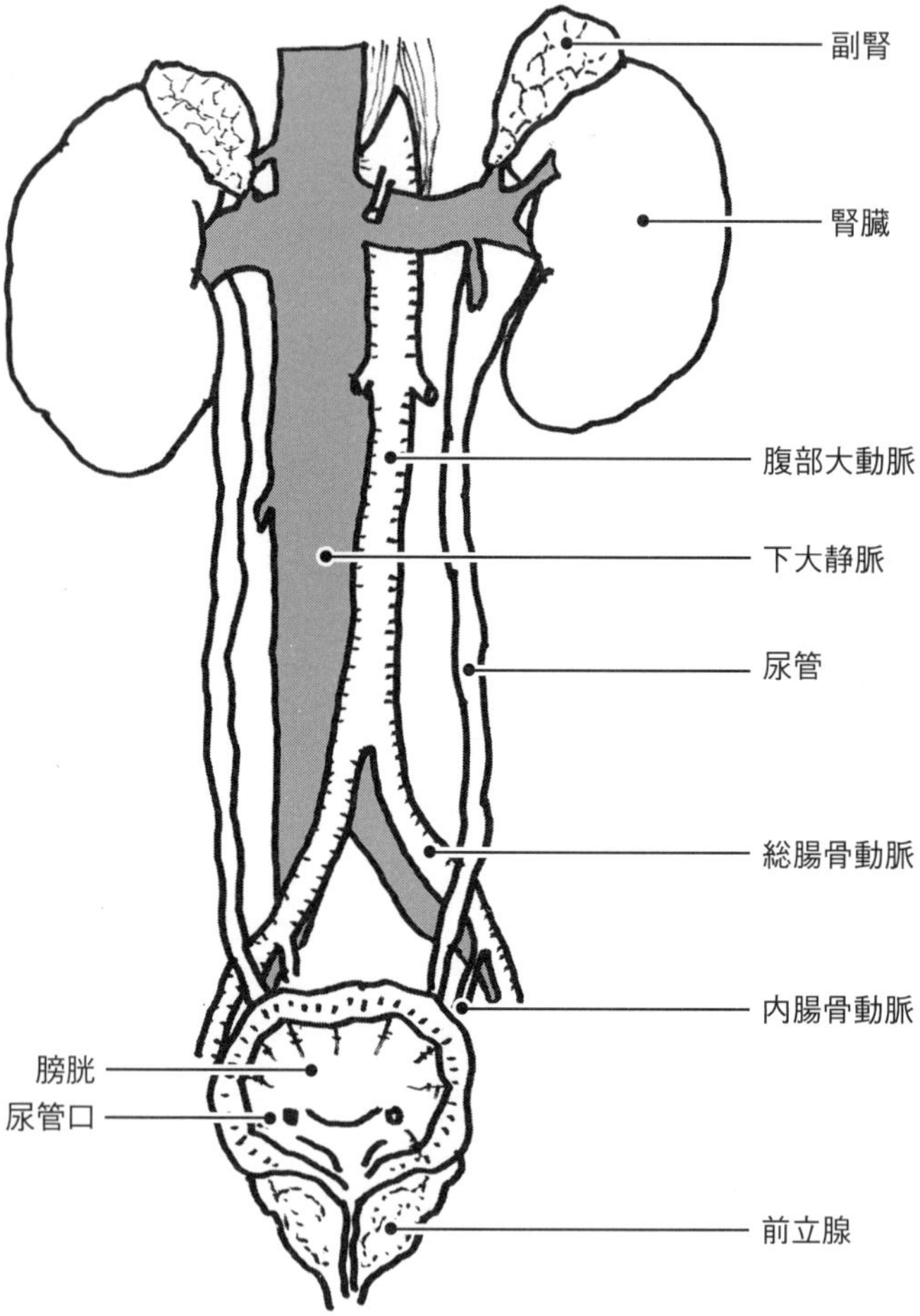
副腎
腎臓
腹部大動脈
下大静脈
尿管
総腸骨動脈
内腸骨動脈
膀胱
尿管口
前立腺

前立腺がん

岸田　健

前立腺がんは、日本では泌尿器科のがんの約60％を占め、泌尿器科のがんの中では一番に多いがんです。転移していない早期に発見できれば最近の10年相対生存率（がんで死なない可能性）は100％近くになっています。いっぽう転移がある状態で発見されると、完治は難しいのが現状です。検診により早期発見することが可能ながんのひとつです。

前立腺がんはどのようにして発病するのか

前立腺がんは、欧米では男性がん死亡者の約20％を占めているがんです。発病の原因はまだはっきりしませんが、前立腺がんが見つかる割合が日本で生まれ育った日本人よりアメリカの日系人の方が高いことから、食生活の欧米化が原因の一つとして疑われています。

前立腺がんは日本国内でも最近、急速に増加しています。原因としてＰＳＡ（前立腺特異抗原）検診の普及、食事の欧米化、さらに前立腺がんを発症しやすい高齢者の増加が考えられています。

前立腺は、男性だけにある臓器で、前立腺液（精液の一部）を作っています。膀胱の出口に、尿道を取り巻くようにあり、栗の実のような形と大きさをしています。ちょうど骨盤の骨（恥骨）の後ろにあるために体の表面から直接触れることはできませんが、直腸に接しているので、肛門から指を入れるとその一部を触れることができます。この検査を直腸診といいます。前立腺液は精子に活性を与える働きがあります。

前立腺がんは前立腺の中の〝腺〟の細胞ががん化したものです。中でも外腺といって前立腺の外側から発生する率が高いことが知られています。前立腺がんの約90％は主に精巣（睾丸）で作られる男性ホルモン（テストステロン）により増殖するという特徴を持っています。そのため、男性ホルモンの作用を抑えることによりがんの増殖を止め、がん細胞の一部を死滅させることができ、それが治療に応用されています。

前立腺がん発症の原因は、まだはっきりわかっておらず、そのため、効果的な予防法も明らかではありません。前立腺肥大症が前立腺がんになるということはありません。脂肪が含まれている食事を多くとることが、前立腺がんの発生の要因になるとされており、他のがんと同様バランスの良い食生活が大切です。青年期における性生活の頻度も影響するという説もありますが、はっきりとした関連は分かっていません。喫煙の影響はそれほど大きくないと考えられています。親や兄弟に前立腺がんの方が居る場合、必ず遺伝するわけではありませんが、発症の危険性は通常の２倍程度になるということが知られています。

ＰＳＡ検査

前立腺がんも、症状があらわれる前に検診で見つけることが大切です。検診の対象は、50歳以上ですが、兄弟や父親に前立腺がんと診断された人がいる場合は発症リスクが高まるので、40歳からの受診が勧められています。

検診として最初に行う検査（一次スクリーニング）として、ＰＳＡ検査があります。採血で行われ、基準値として、４ng／mLがひとつの目安となっています。２００６年の調査では、日本全国の71・２％の市町村で約11万人がＰＳＡ検診を受けており、検診での前立腺がん発見率は１・48％でした。

２００８年、厚生労働省の研究班が、検診により前立腺がんの死亡率が減る証拠が不十分だとして、ＰＳＡ検査による集団検診を推奨しないという方針を示しました。これに対して日本の泌尿器科学会は、前立腺のがん検診のガイドラインを作成し、ＰＳＡ検診は前立腺がんの早期発見に役立ち、死亡率を下げる証拠があるとし、ＰＳＡ検診を推奨しています。

ＰＳＡ検診は血液検査という簡易な方法でき、発見率が高い(1％以上)という特徴があります。ＰＳＡ検診が広まることで早期にがんが発見され、いわゆる〝治りやすいがん〟の件数が明らかに増加していることは確かです。一方、検診で発見されるがんの中には治療の必要がない「おとなしい早期のがん」も含まれます。「おとなしい早期のがん」は10年以上放置していても進行しないものもあります。これらのがんに治療を行うことは過剰な治療となり、患者さんの不利益につながります。専門医と相談しながらＰＳＡ検診の結果を適切に判断して次の段階に進むことが、検診を受けるに当たってとても大切です。

前立腺がんと診断される数（罹患数）と亡くなる人の数（死亡数）

神奈川県では、医療機関からの報告によると２０１９年の一年間に６５１８人が前立腺がんとして登録され、同年の死亡数は８２０人と登録されています。横浜市で前立腺がんのＰＳＡ検診が始まった２００４年（平成16年）から急激に増加しています。年齢では70歳台後半をピークに70歳から80歳に多く見つかります。最新の全国のがん統計（２０１９年）では、前立腺がんは大腸がん、胃がんを追い抜いて男性の罹患数で一位になりました。前立腺がんは早期に発見され治りやすいがんで10年相対生存率（がんによる死亡のみを考えた生存率）は、ほぼ１００％です。ただし、転移のある状況での５年相対生存率は65％、10年相対生存率は45％であり、転移があると完治は難しいのが現状です。

前立腺がんの自覚症状と検査と診断

前立腺は尿道を囲むように存在していますが、前立腺がんは前立腺の外側の部分から発生する率が高く、尿道に影響が及ばないことから早い時期（初期）にはほとんど自覚症状がありません。そのため以前は多くの患者さんはがんが進行してから見つかっていました。

がんが大きくなって尿道を圧迫するとさまざまな症状があらわれるようになります。初期の症状としては、排尿困難(尿が出にくい)、頻尿(尿の回数が多い)、残尿感(排尿後、尿が残った感じがする)、就寝後たびたび尿意で起きる(夜間頻尿)、尿意切迫（尿意を感じるとトイレに行くまでに排尿を我慢できない）、さらに下腹部の不快感など、前立腺肥大症と同じような症状が現れます。がんがさらに大きくなると、排尿がますますむずかしくなり、最後には尿が出なくなることや血尿が出ることもあります。

前立腺がんが進むとリンパ節や骨に転移し、やがて転移による症状がみられるようになります。リンパ節に転移した場合は足がむくんだりします。骨で転移しやすい部位は骨盤の骨と腰椎、胸椎の骨で、その部位に強い痛み（がん性疼痛）を生じることがあります。

このような症状が出てから見つかるのは進行した前立腺がんで、それだけ治りにくくなっています。症状が出る前に早い時期の前立腺がんを診断するために有用なのは、前立腺の腫瘍マーカーである血液中のＰＳＡの測定です。ＰＳＡは非常に鋭敏に前立腺がんの存在を疑うことができる血液検査です。がんの進行とともにＰＳＡの値も上昇し、がんの進み具合までも予測することができます。

ただしＰＳＡは、前立腺肥大症、前立腺炎、あるいは尿が出ない時（尿閉）でも上昇することがあります。そこで、前立腺の大きさやＰＳＡの経時的な上昇具合などで補正し、がんの疑いを予測します。

もう一つ、ＰＳＡの検査で注意しなければいけないのは、毛生え薬（プロペシア、一般名フィナステリド）です。この薬は男性ホルモンの働きに関わる酵素をおさえるはたらきがあり、この薬を飲むとＰＳＡの値が低下するので、この薬を飲んでいる場合、測定の結果を2倍にして評価します。

ＰＳＡ検査の次に行われる検査に直腸診があります。これは肛門から直腸に指を入れて、前立腺の状態を調べる検査です。指の感覚により前立腺表面のでこぼこ、硬さの程度、周囲との境界、さらに痛みの有無などを検査します。直腸診は泌尿器科ではごく普通の検査ですが、この検査には経験が必要で一般の内科ではあまり行われていません。

前立腺がんの早い時期では、直腸診で判断することは困難です。がんが大きくなってくるとがんの部位が硬くなり、表面がでこぼこになり、さらに大きくなると前立腺と周囲との境界が不明瞭になります。しかし前立腺に細菌がついて炎症を起こしていない限り、前立腺がん自体は痛みがありません。

超音波検査もよく行われる検査です。前立腺の大きさを測るとともに、がんがある場合黒い影として見えることがあります。進行している場合は前立腺の境界が不鮮明になったり、左右非対称になったりします。検査方法として、お腹から見る方法と直腸から見る方法があります。

最近は、ＭＲＩ検査がかなり進歩してきました。これは磁場を利用して、前立腺の状態を調べる検査です。ＭＲＩ検査によって前立腺の外腺と内腺が明瞭に描出され、がんになると正常と異なる像がみられます。さらに進行した場合には、前立腺と周囲組織との境界が不明瞭になり、周囲へのがんの広がりが疑われます。

これら三つの方法により前立腺がんが疑われた場合、さらに確実にがんかどうかの診断を確定するために、特別な針を使って前立腺の組織の一部をとる針生検を行います。

針生検の方法は、大きくわけて、直腸から針を刺す方法と、肛門の前の皮膚（会陰部）から針を刺す方法があります。麻酔をするかしないか、するとすればどんな麻酔をするか、外来で行うか入院するか、病院によって方法は様々です。神奈川県立がんセンターでは短期間入院してもらい、静脈の麻酔（全身麻酔の一種）をした上で、超音波で前立腺を確認しながら、10か所の決められた場所およびＭＲＩやエコーで異常が認められた2、3か所に針を刺して組織を採取します。

針生検の合併症として、少ない頻度ですが、血尿、尿が出にくくなる排尿困難、発熱、皮膚の下に血の塊ができる（皮下血腫）などが起こりえます。

針生検で得られた標本は顕微鏡により診断がつけられます。ここで大切なのはがんかどうかの診断とともにその悪性度の診断です。前立腺がんではグリソンスコア*という、顕微鏡の所見で悪性度を判定します。前立腺がんと診断された後は、がんがどこまで拡がっているかを調べます。これが、病期の診断です。前立腺内および周囲への進展は、ＭＲＩ（骨盤部）検査が有用です。前立腺がんの転移部位として多いのはリンパ節と骨です。リンパ節転移はＣＴ（腹部リンパ節）検査、骨転移は骨シンチグラフィによる検査が行われます。近年、全身ＭＲＩ検査といって、骨・リンパ節の転移を一度に調べる方法も普及してきました。

前立腺肥大症とどのようにして見分けるか

前立腺肥大症は高齢者に多くみられる疾患で、それ自体ががんに進むことはありません。一方で排尿に関する症状は、前立腺肥大症と前立腺がんは似かよっています。両者とも尿道を圧迫することにより排尿困難や頻尿などの同じような症状を起こすためです。がんの場合進行すると膀胱に浸潤をきたすため、肥大症に比べて血尿や排尿時痛が見られることがあります。

また、がんでは骨に転移すると、転移した部位に強い痛み（疼痛）がみられるこ

＊グリソンスコア

とがありますが、肥大症ではこれは決してみられません。

肥大症に比べ、PSAの値は、前立腺がんの方が高い値を示すことが多く、直腸診では肥大症は、弾力性があってやや軟らかい、表面がすべすべした前立腺として触れますが、がんでは、硬いしこりとして触れてきます。画像による診断（CT検査、MRI検査、超音波検査）では、前立腺がんは、前立腺の壁のでこぼことともに、前立腺内の画像が均一ではありません。これも肥大症と異なるところです。

最終的には、肥大症とがんとの鑑別は、前立腺の針生検を行い、組織を顕微鏡で調べることにより決められます。

治療法を決める前にがんのタイプを知る

前立腺がんの治療法を決めるためには、がんのたちの悪さ（グリソンスコア）と、がんの広がり（進展度：ステージ＝TNM分類）をはっきりと知る必要があります。前立腺の針生検などで採取したがん組織は、病理診断で、前立腺がんのたちの悪さが診断され、さらに詳細な組織の形が診断されます。

前立腺がんの病理組織は、ほとんどが腺がんです。ほかにまれな組織形として、導管がん*、小細胞がん、粘液がん、印環細胞がんがあり、治療方針が異なります。

導管がん

◆どれくらいたちが悪いか（悪性度）

同じがんでも進行の早さ、転移のしやすさ、治りやすさなどで、おとなしいタイプとたちの悪いタイプがあります。

高分化がん（グリソンスコア３＋３＝６）

ゆっくり進むおとなしいタイプ

中分化がん（グリソンスコア３＋４＝７または４＋３＝７）

中間のタイプ

低分化がん（グリソンスコア４＋４＝８以上）

進み方が早い、たちの悪いタイプ

◆どれくらい広がっているか（進展度）

前立腺がんは進行すると、リンパ節、骨などに転移します。さらに肺や肝臓に転移することもあります。この広がりぐあいで治療法が変わります。前立腺の周囲の被膜を超えて広がっているかどうかはＭＲＩで判定します。針生検の後に、リンパ節や肺、肝臓などの転移にはＣＴ検査、全身の骨への転移は骨シンチ検査などで調べます。

◆進展度の分類

前立腺がんの進展度は、T（原発腫瘍）、N（所属リンパ節）、M（遠隔転移）の三つの要素からなるTNM分類で表されます。また以下に示すようなA、B、C、Dの4段階に分けることもあります。

ABCD分類

A　偶発がん　前立腺肥大症の手術で偶然見つかる
B　限局がん（早期がん）前立腺の組織内にとどまっている
C　局所進行がん（中期がん）前立腺周囲の組織に広がっている
D　転移がん（進行がん）リンパ節あるいは骨などに転移している

◆これからの見通し

治りやすいがん（早期がん）：ほぼ完治できる
前立腺に限局、T1-T2、I-II期、A-B
治りにくいがん（局所進行がん）：完治が目指せるが可能性がやや低い
前立腺周囲に拡がっているが転移がない場合　T3、III期、C

共存するがん（進行がん）：完治は困難でも長期にわたり抑えることが目標

Ｔ４、Ⅳ期、Ｄ１-２

神奈川県立がんセンターの患者さんにおける頻度は、治りやすいがん（早期がん）が65％、治りにくいがん（中期がん）が25％、共存するがん（進行がん）が10％でした。

◆限局がんのリスク分類

明らかな転移がない場合、限局がんと呼びます。この場合、治りやすさの目安をつけるため次のリスク分類が使われます。

低リスク　ＰＳＡ値が10以下で、グリソンスコアが６以下で前立腺の片側だけ

中リスク　低リスクと高リスクの中間

高リスク　ＰＳＡ値が20以上、グリソンスコアが８以上か、前立腺の左右にある

前立腺がんの治療法

さあここからが肝腎です。まず悪性度（前立腺がんの場合はグリソンスコアで表

されます）が診断されていますので確認して下さい。さらにがんの広がり（病期）にPSAの値を加味して総合的にあなたの前立腺がんが、治りやすいがんか、治りにくいがんか、共存する（一生つき合うがん）かを判断しましょう。同じ悪性度、病期であっても、患者さんの年齢、全身状態を考慮して治療方針は異なります。最終決断は患者さん本人が病気と治療法についてよく理解した上で、ご自身で決断することが大事です。この時期に、自分のがんの診断が正しいのか、自分のがんに対する治療法は何がいいのかということでセカンドオピニオンを利用することもお薦めです。前立腺がんの治療にはいくつかの方法があり、それぞれにメリット、デメリットがあります。その中から選ばなくてはいけないので、悩む人が多いのですが、主治医は、がんの悪性度と病期や年齢、今までの病気や一般状態に基づいて治療の選択肢を提示してくれます。その後ご本人の同意を得たあとに治療を開始します。悪性度の高いがんでも数か月で進行することはまずありませんので、じっくり検討してください。

現在行われている前立腺がんの治療法

前立腺がんの治療法としてはおもに5種類の治療法があります。外科療法（手術）、放射線療法、内分泌療法、抗がん剤治療、積極的監視療法です。

◆外科療法（前立腺全摘術）

限局がんに対して行われる完治を目指した治療の一つです

がんが前立腺内に限局しているとき、手術により前立腺および精のうをひとかたまりとして摘出してがんを取り除く方法です。手術は全身麻酔で約3～4時間、その後約1週間の入院を要します。リンパ節転移の危険性がありそうな場合、リンパ節を郭清（切除）することがあります。そのあとで前立腺を取り、膀胱と尿道をつなぎます。

以前は、開腹手術が標準的治療法でしたが、現在は、腹腔鏡手術かロボット手術が標準的手術になっています。ロボット手術装置にはダビンチ（米国製）とｈｉｎｏｔｏｒｉ（日本製）の2種類があります。

手術の早期合併症として、出血による輸血の可能性、感染による発熱、腸管損傷などがあります。直腸損傷が0・5％ぐらいで起きますが、その際は半年程度人工肛門が必要になることがあります。さらに退院後の合併症として、尿失禁、性機能障害、尿道とつないだ部分の狭窄、鼠径ヘルニアなどがあります。日常生活に差し支える程度の尿失禁が5％前後発生すると言われています。ロボット手術では、出血量が少ないので、輸血の可能性がほとんどなく、術後の回復も早く、退院後の合併症の頻度も減少してきています。

尿失禁に対しては、骨盤筋群の自己トレーニングによる強化、薬物投与、人口括約筋埋め込みなどで対処します。

勃起障害（ＥＤ）は前立腺周囲の神経を切断することにより起こりますが、がんの進行が軽度であれば神経を温存して勃起障害を予防する方法もあります。前立腺を切除するので射精はできなくなります。尿道狭窄に対しては、尿道を定期的に拡張するか手術で切開することで対処します。

◆放射線療法

限局性前立腺がんに対して用いられている根治療法の一つで、高エネルギーの放射線を使ってがん細胞を殺す方法です。放射線の照射方法として、身体の外から当てる〝外照射〟と放射体の針を埋め込み中から当てる〝組織内照射〟があります。外照射療法には、３次元原体照射、強度変調放射線治療（ＩＭＲＴ）、粒子線治療（陽子線、重粒子線）があります。前立腺がんの場合、３次元原体照射やＩＭＲＴ

では、一般的に1日1回週5回照射し、5週間から6週間の治療を外来通院で行います。

神奈川県立がんセンターでは、2015年12月から重粒子線治療を導入して治療を開始しています。重粒子線治療では12回（週4回を3週間）と少ない照射回数で治療が終わり、他の外照射より副作用が少ない傾向にあります。限局性及び局所進行性前立腺がんは、医療費160万円に対して公的医療保険が適用になり、高額療養費制度の利用も可能です。

外照射ではがんのリスクによってホルモン療法を併用します。リスク別のホルモン治療の有無および期間は次のようになります。

低リスク群：外照射線のみ（ホルモン療法は行いません）

中間リスク群：外照射線治療＋短期間のホルモン治療（最低6ヶ月）

高リスク群：外照射線治療＋長期間のホルモン治療（最低2年間）

ホルモン治療は外照射線治療前に開始し、4～6ヶ月程度経過した頃に外照射線治療の準備に入ります。

組織内照射には、ヨウ素125密封小線源永久挿入法とイリジウム192による高線量組織内照射法があり、数日間の入院で行います。病状によっては外照射と組み合わせて行われます。

放射線の合併症として膀胱炎、直腸炎などがあり、痛みや出血することがありますが多くは軽度で治療終了後には和らぐことが多いです。ただ晩期合併症と言って10年以上たってから血尿や血便が出ることが稀にあります。

骨の転移などで痛みが強い場合、症状をやわらげる目的で転移した部位に外照射を行うことがあります。また最近では転移の数が2～3個ぐらいなら、前立腺に外照射を行うことで寿命を延ばす試みが行われています。

◆内分泌療法（ホルモン療法）

前立腺がんの90％は、男性ホルモンの影響を受けて増殖することが知られています。脳の一部である下垂体からは黄体化ホルモン分泌刺激ホルモンが分泌されそれが精巣を刺激して男性ホルモンが分泌されます。それ以外に副腎から男性ホルモンの前駆体が少量分泌されます。この仕組みを応用して男性ホルモンが作られる過程を抑えることで前立腺がんを抑える、というのが内分泌療法です。ほとんどのがんで効果がありますが、再燃といって数年で効果が落ちることがあり、完治を目指すというよりがんと共存する治療です。

・去勢術

男性ホルモンを作っている両側の精巣を摘出する手術で、３～５日の入院が必要です。局所または下半身麻酔により手術を行います。手術の危険はほとんどありませんが、合併症として手術後の出血や感染が稀にあります。手術の後男性ホルモンが減少するため、性機能は低下しホットフラッシュと呼ばれる汗をかいたりのぼせたりする症状が稀に生じます。身体は女性的になるので脂肪がつきやすくなり、筋力が少々弱くなります。

・ＬＨ-ＲＨ*（黄体化ホルモン分泌刺激ホルモン）アナログ

脳の一部である下垂体からはＬＨ-ＲＨと呼ばれるホルモンが出ていて精巣に作用し男性ホルモンを分泌させます。ＬＨ-ＲＨアナログは下垂体に作用してＬＨ-ＲＨの分泌を抑え男性ホルモンの産生を低下させる治療です。リュープロレリン、ゴセレリン、デガレリクス（ＧｎＲＨ受容体アンタゴニスト*）の３種類があります。

これらＬＨ-ＲＨアナログ製剤は皮下注射で投与されますが、リュープロレリンとゴセレリンは初回投与後一時的に男性ホルモンの量が急激に多くなるため、進行

ＬＨ-ＲＨ製剤

ＧｎＲＨ受容体アンタゴニスト

がんでは排尿困難、骨転移部の痛み、などが起こることがあります。これを防ぐ目的で治療を始める2週間ほど前に抗男性ホルモン製剤を内服します。一方デガレリクスではこのようなことは起きません。注射は1、3、6カ月に1度の製剤がありそれを生涯続けることになります。なおこの注射は副腎での男性ホルモンの産生を抑えることはできません。

・**抗男性ホルモン製剤**

飲み薬で男性ホルモンの前立腺がんに対する作用を弱める薬です。まれに肝機能障害や下痢、湿疹などの副作用が現れることがあります。単独では、男性ホルモンを防ぐはたらきが弱いので、去勢術かLH-RHアナログ製剤との併用（CAB療法あるいはMAB療法と呼びます）で治療します。ビカルタミド、フルタミドなどの薬が従来使われてきましたが、近年開発されたアビラテロン、エンザルタミド、アパルタミド、ダロルタミドはより強力な効果があります。

・**PARP阻害薬**＊

がん細胞の遺伝子を正常に保つ働きを持つPARPという物質を阻害することで

＊PARP阻害薬

細胞を死滅させる薬です。ＢＲＣＡという遺伝子に変異がある前立腺がんにだけ効果があるので、生検や手術で得られたがんの組織の遺伝子を調べる必要があります。この変異がある方は患者さんの約15％で、その方のみ使用可能な薬です。

・エストラサイト

女性ホルモンと抗がん剤の合剤です。ＭＡＢ療法で再燃したときに使われてきた薬ですが、効果が乏しく副作用が強いため最近ではほとんど使われません。電解質異常、血栓症、乳房の腫れや痛みなどがおきることがあります。

・デカドロン

副腎ステロイド製剤の一つです。一部の前立腺がんに有効ですがその効果は限定的で、痛みの緩和や食欲増進目的に使われることがあります。

◆抗がん剤治療

内分泌療法の効果が弱くなってがんが再燃したときに行う治療でドセタキセルという薬を使用します。比較的若い患者者で、たちの悪い組織を含んだ進行がんには内分泌療法と併用で早期に行うことがあります。3週間に1回の点滴治療で内分泌療法と同じように前立腺だけでなく転移したがんにも作用します。ドセタキセルが効かなくなった場合、カバジタキセルという同じ系統の薬が有効です。

副作用として個人差にもよりますが、骨髄毒性（貧血、白血球減少による感染、血小板低下による出血傾向）、吐き気、嘔吐、食欲不振、口内炎、下痢などの消化器症状、腎障害、脱毛のほか、手足のしびれ、肝機能障害、疲労感などがみられます。

◆積極的監視療法

ＰＳＡ検診では、病巣が非常に小さく、おとなしいタイプの前立腺がんが見つかるようになりました。このようながんで〝悪さ〟を始めるまでにまだ何年もかかると判断された場合、すぐに治療を行わず、一定期間厳重に経過観察するという考え方です。定期的なＰＳＡの測定と時に再度生検を行うことで、がんの治療のタイミングを逃さなければ、完治の可能性が低くなることはありませんし、半分ぐらいの方は生涯無治療でいられる可能性があります。この方法の良い点は、無駄な治療が避けられることですが、すぐに治療をしないでいいのか、という懸念がつきまとい、不安になる方もいらっしゃいます。きちんと通院して経過観察を受ければ決して手遅れになることはありませんので主治医の先生とよく相談して選択して下さい。

その他の治療法

前立腺がんのその他の治療法として一部の施設で行っている特殊な治療を紹介します。

◆ラジウム製剤（ゾーフィゴ）

前立腺がんの骨転移に対し使われる薬です。放射線を出すラジウムという物質を骨にくっつきやすい形にして注射することで骨にできたがんを叩きます。１回目のホルモン療法が効かなくなった後に使用可能で月１回計６回まで投与でき、寿命を延ばす効果も証明されています。ただ前立腺内のがんや骨以外の転移には無効であり、使用できる施設も限られています。

◆間欠療法

基本的な考えは、内分泌療法（ホルモン療法）の効果をいかに長続きさせるかという考えから始まりました。一般的には、MAB療法（LH-RHアナログ＋抗男性ホルモン剤*）を一定期間（2年以上）行い、PSAの値が低く安定しているうちにこの治療法を中断し、PSAの再上昇が認められたらMAB療法を再開し、これを繰り返し行うというものです。この治療法の有効性はまだ正式には確立しておらず、個人個人で対応が異なるので、主治医とよく相談して行う必要があります。

◆**高密度焦点式超音波療法（HIFU）**

高密度の超音波で前立腺組織を熱凝固、壊死させる治療法で、前立腺肥大症の治療として始められ、前立腺に留まっているがんの治療に応用されています。低侵襲な治療ですが長期の治療成績は不明で現在のところ保険適応ではなく、限られた施設で先進医療（自費）として行われており、まだ一般的ではありません。

◆**凍結療法***

液体窒素で前立腺を凍結させ組織を破壊する治療法です。前立腺肥大症で行われます。前立腺がんの場合は放射線治療後の再発に対して行われますが、保険適応ではなく、前立腺がんの治療としては、まだ一般的ではありません。

抗男性ホルモン剤

凍結療法

前立腺がんの治療法の選択

前立腺がんと診断される人の約半数が高齢（75歳以上：後期高齢者）の男性です。そのためほかの重い病気（心臓の病気、脳梗塞、脳血栓など、糖尿病、高血圧、腎臓の病気など）を持っている患者さんや、ほかのがんと診断されて治療中の患者さんもいらっしゃいます。他の病気の程度により前立腺がんの治療法は変わる可能性があります。

そして一番大切なのは、あなた自身とご家族の病気や生き方に対する考えです。主治医から、あなたの症状、検査で得られたがんの情報からいくつかの治療法が説明されます。どの治療法も良い点と悪い点があります。がんの進み方は一人ひとり異なり、これからのがんの進む具合は、ある程度の予測はできますが、100％正確に予測することは出来ません。前立腺がんは比較的ゆっくり進むがんの一つですから、主治医からの説明に基づいてじっくりと良く考え、最終的にあなた自身が決めた治療法が最善の治療方法になります。以下に病状毎に推奨される主な治療法を記載しますので、これを参考にぜひ自分で選んでください。

◆限局がん（早期がん）の場合

高分化がん（おとなしいがん）で、病巣が小さい場合、定期的なPSAの測定（3か月毎ぐらい）だけすぐには治療せず、進行が疑われたら治療に進む選択（監視療法）があります。より高齢者では進行が疑われても経過観察し転移が出るとか症状が出てから内分泌療法で抑える方法（待機療法）もあります。根治治療を希望する場合は、前立腺全摘出術（一般に75歳以下）か放射線治療（小線源治療、IMRT、粒子線）を行います。治療前のPSAの値や針生検の結果から、高、中、低リスクに分けて、内分泌治療を併用します。内分泌治療の単独療法は根治を目指した治療ではありませんが、10年以上抑えられる場合もあり、高齢者では選択される場合があります。

◆局所浸潤がん（治りにくいがん）の場合

手術や放射線治療単独での完治は困難であり、内分泌療法を加えて治療します。手術↓放射線↓内分泌療法と順に行うことで長期にがんを抑えることが可能です。

◆進行がん（転移がん）の場合

原則として内分泌療法を基本に、抗がん剤治療を併用します。転移が少ない場合、局所治療として放射線治療を併用することがあります。ただ根治の可能性は低いので、がんと長く付き合っていく覚悟が必要です。

ＰＳＡ値の変化で病気の状況を判断しますが、時には骨シンチ検査、ＭＲＩ検査、ＣＴ検査で効果を判定しながら治療を行います。ＰＳＡ値が２ng／mL以上上昇したり、新病巣が出現したときはがんが抑えきれなくなっていると判断します。この際には、内分泌療法の種類を変える、抗がん剤治療を加える、骨転移だけであればラジウム治療を考慮する、遺伝子検査を行ってＰＡＲＰ阻害薬が使用できないか調べる、悪化した病変が一部に留まっていればらそこに放射線を照射する、など様々な手段でがんを抑えこみます。しかし、再燃するとがんを抑えることは難しいのも事実であり、余命１−２年を覚悟してその後の生き方を考える必要があるでしょう。

前立腺がんの再発・再燃の診断とその治療

手術や放射線治療後にＰＳＡが上昇した場合を「再発」と呼びます。一方内分泌療法で抑えられていたＰＳＡが再上昇して来た場合、「再燃」と呼びます。いずれも前立腺がんが治りきっていない状況が考えられます。

前立腺全摘出術を受けたときは、摘出病理の所見や手術後のＰＳＡ値の変動を定期的に検査して再発の有無を検討します。手術後のＰＳＡ値が最低値になったあと上昇した場合、０・２ng／mLを超えた場合は原則としてＰＳＡ再発と判断して対応を検討します。この状況になった方をさらに経過観察すると大部分がどこかに実際にがんの病変が出現してくることがわかっています。手術の際の前立腺がんの所見が周囲にはみ出している場合（断端陽性）、手術した部位に残っている可能性が高くなります。これを局所再発といいます。一方前立腺内に留まっていたけれど悪性度の高いがんだった場合、どこかに転移を生じている可能性が高いと考えられます。しかしＰＳＡが０・２ng／mLの時点ではまだどこにがんがあるかをＣＴや骨シンチなどで調べてもわかりません。局所再発には放射線治療が、転移にはホルモン療法が有効ですが、どちらを選択するかは主治医の先生と相談して決めると良いでしょう

初回治療で放射線治療を受けた場合も、治療後のＰＳＡ値の変化を定期的に検査して再発の有無を検討します。こちらは最低値から２・０ng／mL以上上昇した場合に、再発と判断することになっています。再発した場合、原則として前立腺の手術は行いません。放射線後の手術は合併症が多く、有効性が不確実であると考えられ

ています。また放射線治療をもう一度繰り返すことも合併症が増えるのでできません。放射線後の再発には内分泌療法を行い、がんを抑える治療が行われます。

転移があって最初から内分泌療法を行った場合、および転移がなくても手術や放射線を選ばずに内分泌療法を受けた場合、ＰＳＡ値が最低値になったあと、25％以上かつ２ng／mL以上上昇した場合に再燃と考えます。そのときはまず飲み薬を中断してＰＳＡ値の変化を見る方法があり、20～30％でＰＳＡ値が低下する場合があります。

ＰＳＡ値がさらに上昇する場合は、異なる抗男性ホルモン剤に変更します。アビラテロン、エンザルタミド、アパルタミド、ダロルタミドなどの新しいタイプのホルモン剤（新規ホルモン剤）はより強力に男性ホルモンの影響を抑えることができます。どの薬がより良いという違いは分かっていません。また、これらの薬を最初から使うとより長期に病気を抑えられることがわかってきましたが、これらの薬が効かなくなってきた場合、別の新規ホルモン剤に変更してもあまり効果は得られません。その場合はドセタキセル、カバジタキセルなどの抗がん剤を使う、肺や肝臓の転移がなくて骨転移のみであればラジウム治療を行う、遺伝子変化を調べてＰＡＲＰ阻害薬を使う、などの治療選択があります。

この30年間、前立腺がんの診断や治療法は大きく進歩し、最近は新しい薬も登場して、元気で過ごせる期間が伸びています。早期がんでは、手術や放射線治療の後にたとえ再発しても、早期に再発の診断を行い、適切な追加の治療を行えば、前立腺がんで命が危険にさらされることはほとんどなくなったと考えていいでしょう。前立局所進行がんでも手術、放射線、薬物療法を適切に行えば10年生存率は100％でそれ以上の寿命も十分期待できます。一方転移がある状態で診断されると、完治は困難でがんで亡くなる人がでてきます。5年間で約半数の人ががんで亡くなっていますが、新たな薬の登場により治療成績は向上しています。

前立腺がんと診断された後の注意

たばこを吸っている人は禁煙です。また標準体重をオーバーしている人は、少しずつ体重を減らしましょう。お酒は少量なら問題ないと考えられています。内分泌治療を続けているときは、定期的に血液の検査で、肝臓の機能に異常がないか検査を受けましょう。体脂肪がつきやすくなり、骨粗しょう症のリスクも増しますので適度な運動が大事です。

前立腺全摘出術の手術を受けた時は、定期的なＰＳＡのチェックを受けつつ、骨盤底筋体操を生涯習慣づけることが大事です。手術直後だけでなく時間が経つにつれ尿道括約筋の機能は年齢相応に落ちていくからです。

放射線治療を受けた場合は、便に血がついていないかどうか、血尿がないかに気をつけてください。10年以上経過してからも放射線の影響で出血することが稀にあります。

前立腺がんと診断されて治療を受けた方は定期的にＰＳＡ検査を受けることになります。その変化により病気の治り具合、再発のチェックができる、最も信頼できる検査です。ただし極端にたちの悪いがん（低分化がん）の時は、ＰＳＡが当てにならない場合がありますので定期的にＣＴ検査などの画像検査も行われます。

泌尿器科では前立腺がんの治療、経過観察のみに専念しています。前立腺がんの患者さんはご高齢ですから気を付けなければいけないことはがんだけではありません。かかりつけ医がいない場合は、自宅の近くで日頃からの健康管理をしてくれる先生を探しましょう。またほかのがんになる可能性もありますので、がん検診（健診）はこれからも続けてください。

膀胱がん

梅本　晋

膀胱がんは、膀胱の伸び縮みする尿路上皮（移行上皮）から発生するがんです。尿路のどこで発生するかで、膀胱がん、腎盂がん、尿管がん、尿道がんと呼ばれます。膀胱がんは、約80％が目に見える血尿によって発見されます。

膀胱がんは、どのようにして発病するのか

膀胱は、骨盤の中にある臓器で、男性では直腸の前、女性では、膣と子宮の前にあります。腎盂、尿管で運ばれた尿を一時的に風船のようにふくらんで尿をため、たまった尿で、膀胱の壁が延びると尿意を感じ、膀胱が収縮することで排尿します。膀胱は、細菌の感染を防いだり、分子レベルの小さな物質を吸収する働きがあります。がんは、一般的に複数の遺伝子に異常で発病すると考えられており、膀胱がんでは、原因遺伝子の一つとして9番の染色体の異常が知られています。また細胞周期に関係するｐ53遺伝子の異常も認められています。

膀胱がんの発病のリスクを高める原因として、一番に喫煙があげられます。タバコを吸っている人は、いまからでも遅くありません。すぐにやめましょう。ほかに膀胱がんの職業性の原因として、染色工場などに勤務しナフチルアミン、ベンジジン、トルイジンなどの薬品に接していたことがあげられます。その他には、ヒトパピローマウイルス感染や尿道カテーテルの長期留置による慢性炎症、シクロフォスファミドなどの抗がん剤の使用、骨盤内への放射線治療による膀胱への被曝なども危険因子としてあげられます。

早期発見のための血液の腫瘍マーカーはまだありませんので、染色工場で働いた経験があるなど膀胱がんになりやすいと考えられる人は、定期的に検尿、尿細胞診などの検査をする必要があります。

神奈川県では、一年間に男女で２８０５人が膀胱がんとして登録され、同年男女で５６３人が膀胱がんでの死亡と登録されています。

年齢では70歳後半をピークに70歳から75歳に多く見つかります。膀胱がんは、男女比３・５対１と男性に多く認められます。膀胱がんの５年相対生存率は76・５％、10年相対生存率は74・６％でした。

下腹部尿路

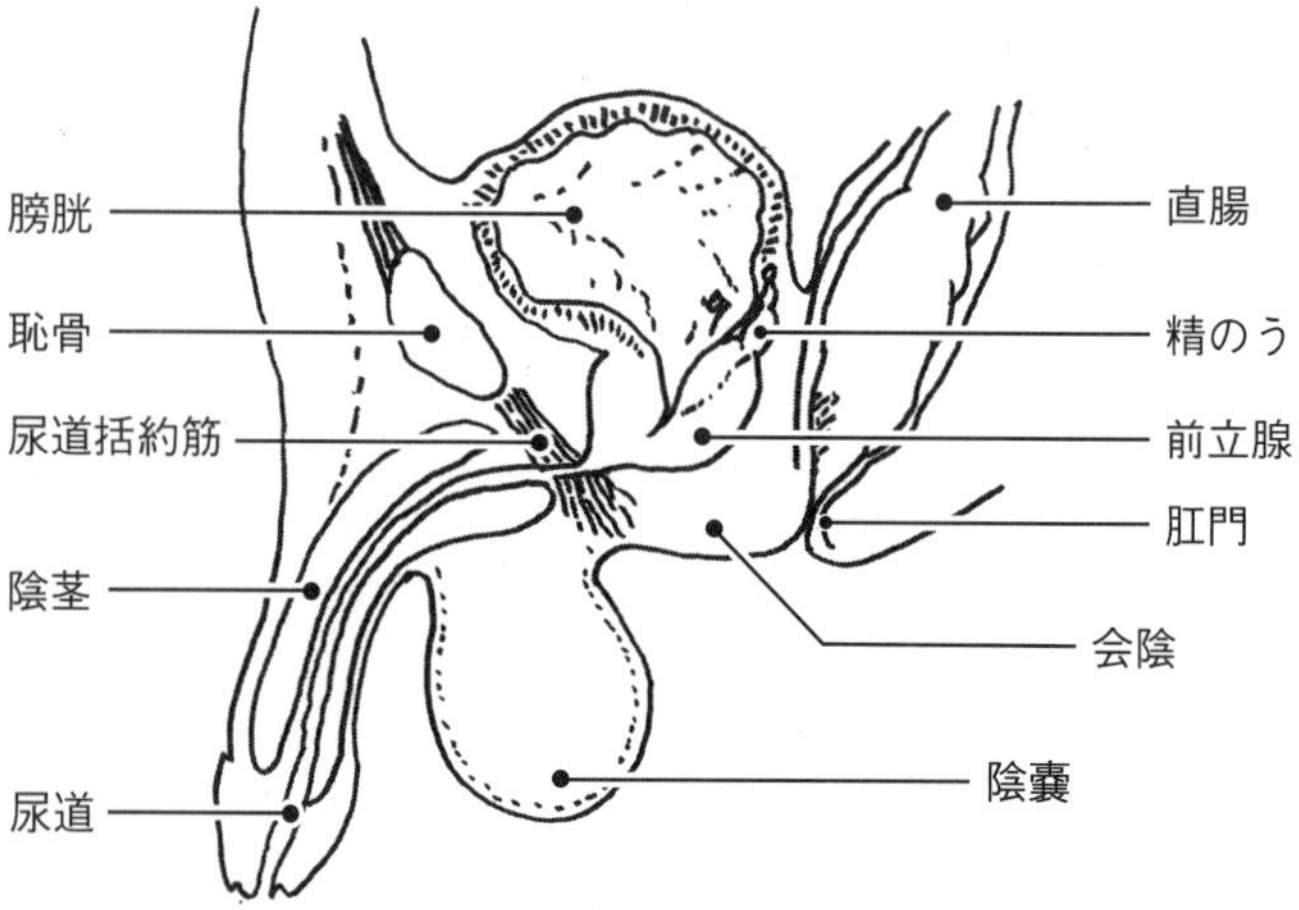

膀胱がんの自覚症状と検査・診断・発見

健康診断で尿の検査を受けましょう。尿の潜血反応（テステープ法）では、＋1までは心配しないで良いと思います。＋2以上の値の場合、顕微鏡で赤血球の有無と形態を調べ、腎臓からの出血（腎性血尿）かどうか判断します。また尿路感染の有無、円柱*などの有無を確認します。がんの疑いがあれば泌尿器科専門医を受診し、尿細胞診検査、超音波検査を受けましょう。

排尿時に赤い尿が出たときは、まずそれが血尿かどうかを判断す

円柱

ることが重要です。色素尿、濃縮尿を血尿と間違えることがあります。判断に迷う時は近隣のクリニックを受診しましょう。

膀胱がんは、約60％が目で見える肉眼的血尿によって発見されます。特徴としては痛みを伴わない血尿です。多くの場合、排尿の最初から最後まで赤いのですが、出たり出なかったりする事もあります。そのため血尿が出ていても、痛みがないためそのまま放置してしまい、診断が遅れ進行がんで発見されるという悲劇を生みかねません。痛みを伴わない血尿は膀胱がんの初期症状であることを忘れないで下さい。

血尿を伴うがん以外の病気として、膀胱炎、尿路結石、前立腺肥大症などが挙げられますが、その多くは痛みや頻尿などの症状を伴います。この場合、まず尿の検査を行い、尿の細胞診検査、膀胱の超音波検査、そして最後に膀胱鏡検査を組み合わせて診断します。尿中の腫瘍マーカー（ＮＭＰ22検査など）が膀胱がんの早期診断の補助検査として用いられることもありますが、その精度は、尿細胞診検査、膀胱鏡検査にはおよびません。

膀胱鏡検査だけでは診断が困難な上皮内がんや、血尿以外の症状を伴う膀胱がんもあるので注意が必要です。膀胱炎が半年以内に何度も繰り返す場合や投薬治療が無効な頻尿は、基礎疾患として膀胱がんが隠れていることがありますので、泌尿器科専門医を受診して下さい。

膀胱がんは大きくなってくると、排尿時に痛みを感じたり、頻尿になったり、排尿がスムーズに行かなくなるなどの自覚症状が表れてきます。さらに膀胱がんはリンパ管を介して骨盤内リンパ節から全身に転移していく場合もあります。局所の浸潤、転移の有無の検査としては、MRI検査、造影CT検査、骨シンチ検査が行われます。また約10％、腎盂や尿管にもがんを併発するので、造影CT検査で腎盂尿管内の異常がないか確認する必要があります。

治療法を決める前にがんのタイプを知る

膀胱がんの治療法を決めるためには、がんのたちの悪さ（悪性度＝G）と、がんの広がり（進展度＝T）をはっきりと知る必要があります。

手術や生検などで採取されたがん組織は、病理診断でがんのたちの悪さ、局所のがんの広がり、血管内あるいはリンパ管内へのがんの広がり、周囲のリンパ節への転移などが診断され、組織の型もそこで診断されます。

膀胱がんの病理組織型、いわゆるがんの組織の〝顔つき〟で一番多いのが尿路上皮がんです。それが変化して、腺がん、扁平上皮がんが混じることがありますが、いずれもたちが悪いがんと考えられています。ほかに稀ながんとして、尿膜管がん、小細胞がん、印環細胞がん、肉腫などがあります。

どのくらいたちが悪いか（悪性度）

同じ膀胱がんでも進み方がゆっくりなタイプと進み方が早いタイプがあります。異型度とは、正常の組織や細胞と比較して形態がどのくらい異なっているかを示す指標で、大きく違う程悪いタイプとなります。

悪性度は次のように分類されます。

低異型度　ローグレード

進み方がゆっくりした、おとなしいタイプ

高異型度　ハイグレード

進み方が早い、たちの悪いタイプ

未分化がん（A）

非常にたちの悪いタイプ

どのくらい広がっているか（進展度）

たちの悪いがんは早期に周囲に広がり、リンパ節に転移したり、肺や肝臓、骨などに転移します。この広がり具合で治療法が変わります。膀胱がんの局所の広がりは、最終的に病理診断で調べますが、手術前に、ＣＴ検査、ＭＲＩ検査、骨シンチ検査などで進展度を詳しく調べます。

限局がん（早期がん）

膀胱の粘膜組織内にとどまっている

局所進行がん（中期がん）

膀胱の筋層あるいはその周囲まですすんでいる

転移がん（進行がん）

リンパ節あるいは肺などに転移している

末期がん（高度進行がん）

肺以外の臓器（肝、骨など）に転移している

これからの見通しのわかりやすい分類

がんの数や進み具合、がんの顔つきによって次のように分類されます。これは先

膀胱がんの進展度分類

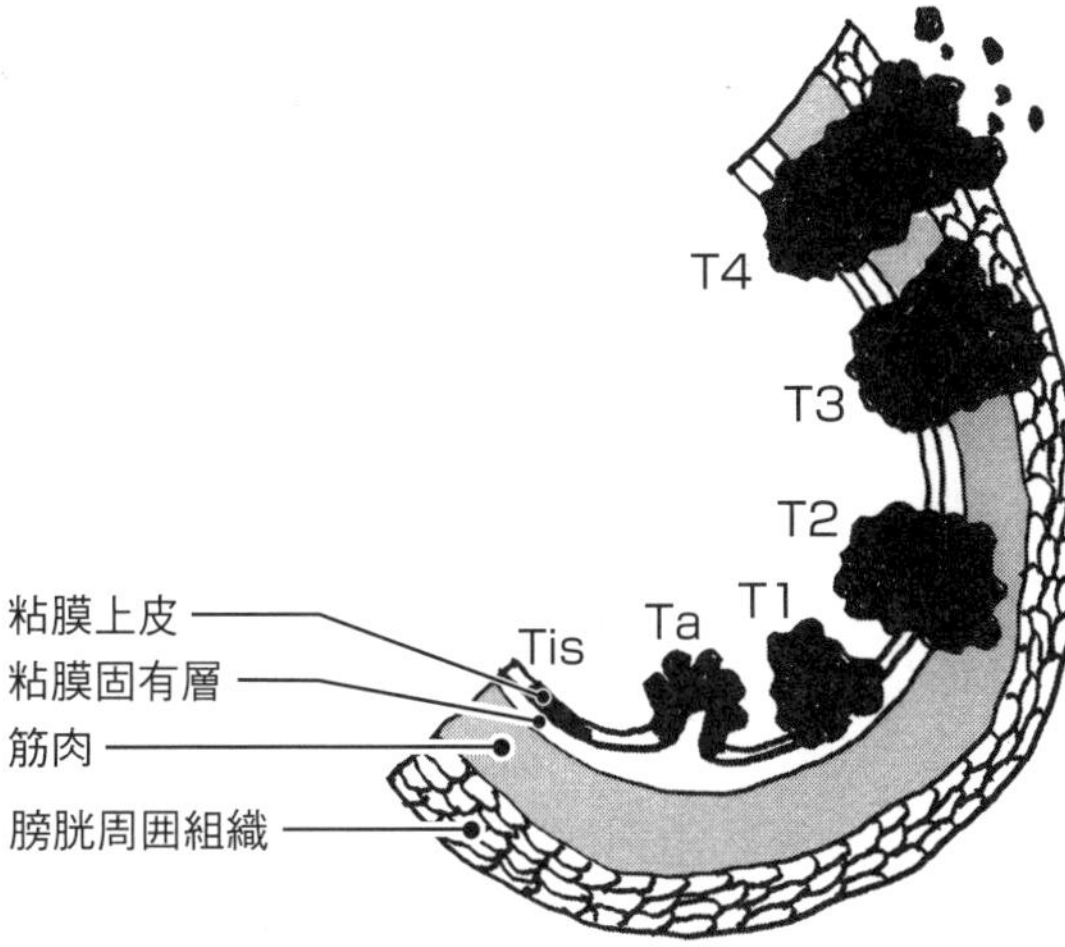

の見通しの判断に役立つ、病期のわかりやすい分類です。

治りやすいがん（早期がん）

単発、３㎝未満、ローグレード、ＴａまたはＴ１、０～Ⅰ期

治りにくいがん（局所浸潤がん）

多発または３㎝以上のＴ１、Ｔ２またはＴ３、Ⅱ～Ⅲ期

治らないがん（転移がん）

Ｔ４、Ⅳ期

治りやすいがんは表在性のおとなしいがんで、膀胱を温存する治療法を行いますが、その後約50％が再発し、さらに再発したうちの約10％がたちの悪いものに変化します。その場合、再発や症状が変化した時点で、〝治りにくいがん〟に分類されます。

現在行われている膀胱がんの主な治療法

膀胱がんの治療法には、手術療法、抗がん剤治療、放射線治療があります。それぞれの治療法のポイントを説明しましょう。

◆手術療法

・内視鏡手術（ＴＵＲ-Ｂｔ）

診断と治療をかねて最初に行われる治療法です。多くの場合、腰椎または全身麻酔と閉鎖神経ブロックを併用して行われます。電気メスが先端についている内視鏡を尿道から挿入し、特殊な水を還流させながら、モニターを見ながらがんを可能な限り切除します。最近では、肉眼的には見落としやすいがんを蛍光膀胱鏡にて可視化する光力学診断（ＰＤＤ）を併用して行う場合もあります。表在性の膀胱がんではこれで一時的に完治することが可能ですが、約半数で再発すると考えられています。最近は再発を減らす目的で、手術直後に膀胱内に抗がん剤を入れることもあります。合併症として、血尿、感染による発熱、膀胱壁に穴があく穿孔などがあります。穿孔した場合、多くは膀胱内にカテーテルを長期留置することで自然に閉鎖しますが、場合により開腹手術による修復が必要になることがあります。

初回の手術で再発または進行のリスクが高いと判断された場合や、筋層までがんがあるかどうか判断できなかった場合には、初回の手術をしてから約1ヶ月後に、治療と病状の再検査を兼ねてもう一度同じ手術をすることがあります（セカンドＴＵＲ）。

・根治的膀胱全摘出術

筋層に浸潤していて内視鏡手術では完全に切除できない場合、多発性ですべては切除不能な場合、表在性だが極めて悪性の場合などで、しかも明らかな転移がない場合は、膀胱全摘出術が第一選択です。しかし、膀胱全摘出術はどうしても体に負担のかかる大手術のため、患者の体力が手術に耐えられるかどうかが非常に重要な判断基準になります。また最近は内視鏡手術の進歩や抗がん剤と放射線療法の併用による温存治療も増えたことで、膀胱全摘出術が必要な患者は膀胱がん全体の10％以下になっています。手術の主な合併症には、出血、尿路感染症、腸管損傷、術後腸閉塞、腹膜炎、勃起障害、ストーマトラブル、ヘルニアなどがあります。現在は、手術前後の管理技術の向上や手術方法の改良もあって、比較的安全に手術が行われていますが、まれに重篤な合併症が発症して生命に関わる事態になる場合もあります。

膀胱全摘手術の方法として、大きく分けると、腹腔鏡手術（ロボット手術も含む）と開腹手術に分けられます。最近普及してきた腹腔鏡手術とロボット手術は、傷が小さく、出血量が少ない、術後早期に退院できるなどの長所があります。ただ施行可能な施設は限られているので、主治医の先生とよく相談してから決めましょう。

・尿路変更術

膀胱を全摘出すると、尿を貯める袋がなくなり、何らかの方法で尿を外に出す工夫が必要です。尿の出口を新しくつくることを尿路変更術といいます。現在おもに行われている方法の一つに、おなかに尿の出口を作る方法があります。この出口をストーマといいます。

一方で、小腸で尿をためる袋を新しく作り、これと尿道をつなぎ合わせることで、ストーマを作らない方法もあります。尿路変更の三つの方法について簡単に説明しましょう。

・回腸導管造設術

小腸（回腸）の一部を利用して尿を導く導管を作り、これに左右の尿管をつないでお腹の右側に尿の出口をつくります。尿をおなかの中にためないので、採尿袋をつける必要があります。

・尿管皮膚瘻造設術

左右の尿管を別々に直接皮膚につなぎます。尿管がせまくなることがあり、留置カテーテルを入れることもあります。最近は、出口を一ヶ所にしたり、留置カテーテルを入れないようにする工夫も試みられています。尿をおなかの中にためることができないので、採尿袋をつける必要があります。尿路変更術の手術としては、もっとも簡単で負担の少ない方法です。

・自排尿型新膀胱造設術（自然排尿型代用膀胱造設術）

小腸で尿を溜める袋をつくり、これに左右の尿管を繋ぎ、さらに残っている尿道につないで、尿道から自然に近いかたちで尿を出します。手術に手間がかかりますが、ストーマをつけずに済むので人気があります。ただ、尿がうまく出なくて導尿が必要になったり、尿が漏れることがあります。尿道にがんの再発の危険性があるときや、尿道が短い女性の場合は原則として行いません。

尿路変更は、自排尿型新膀胱造設術が理想的ではありますが、日本では技術的にほぼ完成され、安定した方法である回腸導管造設術が最も多く行われています。

ストーマの合併症として、ストーマ周囲炎、ストーマ周囲ヘルニア、ストーマの狭窄などがあります。大きな病院では、専門のストーマ外来があり、WOC（皮膚・排泄ケア認定看護師）と呼ばれる専門技術と知識をもつ専任の看護師がストーマのケアや相談にのってくれます。また身体障害者4級の申請をすると、採尿袋の公費負担が受けられる制度があります。ストーマをもつ患者さんをオストメイトと呼び、日本オストミー協会という患者さんの会があります。

◆抗がん剤治療

・全身投与法

膀胱がんには、抗がん剤治療がある程度有効で、手術の前後に抗がん剤治療を行う場合（術前・術後化学療法）と、全身に転移が発見された時に行う場合があります。抗がん剤は点滴で、複数の薬剤を組み合わせて行います。現在標準的全身化学療法として主にＧＣ（ゲムシタビン、シスプラチン＊）療法が行われます。その他には、術前化学療法としてシスプラチンの治療強度を高めたｄｄ（ｄｏｓｅ-ｄｅｎｓｅ）ＭＶＡＣ（メトトレキサート、ビンブラスチン、ドキソルビシン、シスプラチン）療法が行われることもあります。以前は長期間入院して行っていましたが、現在は短期入院と外来通院での治療を繰り返すことで行っています。抗がん剤の欠点は、副作用があるということ、複数回繰り返す必要があることと、これだけで完治することが難しいことです。予想される副作用として、骨髄抑制（白血球減少、貧血、血小板減少）があり、特に好中球が５００／μＬ以下になると発熱や感染症を起こしやすいので、場合により、白血球を増加させる薬（Ｇ-ＣＳＦ製剤＊）と抗生剤投与が必要になることがあります。消化器症状としては、吐き気、食欲不振、口内炎などがあります。現在、制吐剤などが工夫され、以前のように長期間つらい症状が続くことは少なくなってきています。脱毛もありますが、一時的なものでありやがて再生することが多いです。腎障害、肺線維症は一度なると治りにくい場合があり、早めに発見して対応する必要があります。肝障害では、一時的に薬をやめます。長期的な副作用は、末梢神経障害、難聴、耳鳴りです。とくに重い心臓病、腎臓病、呼吸機能や脳血管に障害がある高齢者

シスプラチン

Ｇ-ＣＳＦ製剤

は注意が必要です。

・抗がん剤膀胱内注入療法

治りやすいがんの場合は、主にがんの再発を予防する目的で膀胱内に抗がん剤を注入します。投与は、手術の直後に1回投与する方法と、術後外来で定期的に6〜8回投与する方法があります。注入する抗がん剤はアントラサイクリン系薬剤（エピルビシン、ドキソルビシン、ピラルビシン）またはマイトマイシンCで、副作用は軽い場合が多いです。

・BCG膀胱内注入療法

再発リスクが高い表在性膀胱がんや上皮内がんと診断されたときは、再発や進行の予防のためにウシ型弱毒結核菌であるBCG*の膀胱内注入療法が検討されます。上皮内がんでは、これが第一選択の治療法です。欠点は、抗がん剤の膀胱内注入療法と比較して副作用が強いことです。排尿時痛、頻尿、発熱、血尿、関節痛、発疹などが出現する場合があります。通常、これら副作用は2-3日で回復することが多いですが、まれに重度の副作用で、治療を中断・終了せざるを得な

BCG

い場合や長期間副作用が持続してしまう場合があります。ただ抗がん剤膀胱内注入療法と比べて効果は強く、経過が順調だと膀胱の温存が可能です。

・免疫チェックポイント阻害薬

人間の免疫の機能には、発生したがん細胞を異物として排除する働きがありますが、がん細胞はその免疫機能にブレーキをかけ排除されないようにしています。免疫チェックポイント阻害薬は、この免疫機能をブレーキさせる働きを止めることで、本来の免疫機能を再活性化させます。

転移のある膀胱がんに対して、抗がん剤治療を行っても進行する場合や抗がん剤治療が効いた状態を維持するために使用します。できるだけ長期間継続することで、病気になる前と同じ生活の維持を目指します。

◆放射線治療

膀胱がん（移行上皮がん）の組織には放射線の有効度は中程度であり、これだけで完治することはむずかしく、局所治療として、手術療法や抗がん剤治療と併用（＊集学的治療法）して行われています。多くの場合、外部照射法が一般的で、一日

集学的治療

2グレイで週5回、全体で30〜35回、60〜70グレイの線量で行われます。副作用として、萎縮膀胱、放射線性膀胱炎、直腸障害などが報告されています。

膀胱がんはどの治療を選ぶのがいいか

膀胱がんの患者さんの約半数は75歳以上のいわゆる後期高齢者です。心臓の病気、脳梗塞、脳出血、糖尿病、高血圧、腎臓の病気など、ほかの重い病気を持つ人や、他のがんを診断されて治療を行なっている時は、その程度により治療法が変わる可能性があります。

治療法を選ぶとき、もっとも大切なのは、あなたとご家族の病気に対する考えです。主治医から説明されたあなたの症状、検査をとおして得られた情報から、いくつかの治療法が説明されます。どの治療法も良い点と悪い点があります。がんの進行は一人ひとり異なります。これからのがんの進み具合は、ある程度の予測はできますが、100%予測することは出来ません。主治医の説明を基によく考え、最終的に治療法を決めるのは、あなた自身です。

膀胱がんでは、まずはじめに診断（組織型および悪性度と進展度）と治療をかねて内視鏡手術（TUR-Bt）を行います。治療法は、内視鏡手術で得られた組織の病理診断による悪性度、進展度、さらに画像診断による局所進展度、原発巣の数や大きさ、上皮内がんや転移の有無によって総合的に判断されます。基本的にはつぎのような治療法が選択されます。

・治りやすいがんの場合（限局がん、表在性がん）

表在性膀胱がんでは、内視鏡手術後の経過は良好ですが、約50％が再発します。そのため再発予防を目的に抗がん剤やＢＣＧの膀胱内注入を検討します。

・表在性膀胱がんだが、たちの悪いがんの場合

内視鏡手術やＢＣＧ治療ではコントロールできないと判断されれば、局所浸潤がんに準じた集学的治療を行ないます。

・治りにくいがんの場合（局所浸潤がん）

局所浸潤がんの場合は、手術療法、全身抗がん剤治療、放射線治療を併用した集学的治療を行います。診断目的の内視鏡手術後に膀胱全摘＋尿路変更を行います。摘出組織の病理診断を参考に手術前後の全身抗がん剤療法を検討します。

本人の希望、年齢、全身状態から膀胱温存を行う場合は、診断目的の内視鏡手術の後に、抗がん剤（全身、動注）治療と放射線治療の併用療法を行います。

・共存するがん（転移がん、進行がん）

進行がん（T4）あるいは転移を認める場合は、診断目的の内視鏡手術の後に全身抗がん剤治療を継続して行います。がんの進行をできるだけ遅くするのが目的です。がんの痛みや出血予防にがん病巣に放射線治療を追加する場合もあります。

膀胱がんの治療時に注意すること

手術や抗がん剤を含めた治療は、安全に行えるように治療前の検査に注意が払われています。治療前には一般的な検査のほかに、感染症の有無、呼吸機能、腎機能の検査が行われ、その結果を元に、主治医から治療の目的、方法、予想される合併症、治療後に予想される経過が説明されます。わからない点は良く聞いて確認してから同意書にサインしましょう。手術前には麻酔医の診察、手術室看護師の術前訪問がある場合もあります。定型的手術や抗がん剤治療の場合はクリニカルパス*とい

クリニカルパス

って、あらかじめ予定された経過表を渡されて説明を受ける病院もあります。

治療の説明の際には、悪い情報も聞く覚悟が必要です。できるだけ安全に治療が行われるように医療者は努力していますが、どこの病院でも１００％安全な治療法はありません。がんの病状や持病、患者さんの体型・体質など様々な要因が複雑に重なりあって合併症は起りえます。その危険性については、患者さんやご家族も認識することが大事です。

また、現在の医学の水準では、大きさが５㎜以上まで大きくならないとＣＴやＭＲＩなどの画像検査で診断することは難しいとされています。ですから術前の検査で、がんが外側まで浸潤していない、転移していないだろうと判断されていても、手術して顕微鏡的に確認したらがんが予想以上に進行していたということもあります。また、手術して根治できたと考えられていても、そのとき見つからなかった小さな転移が、そのあと大きくなって転移が出現してくる場合もあるので、術後も定期的な検査は必要です。

膀胱がんの三次予防――再発・転移への対策

現在の医学の水準では、大きさは５㎜以上でないと転移は発見できません。ですから転移の有無の検査で転移が発見されなくても、大きな転移がないというだけで、転移がないとは言い切れません。そこで摘出組織の病理診断で、リンパ節の転移が認められたり、静脈浸潤などの*予後不良因子が認められた場合は、追加の治療法が検討されます。

膀胱全摘＋尿路変更が行われた場合は、手術後の腎臓の機能を確認し、日常生活で注意点があるかどうかを確認します。

表在性がんの場合、膀胱内再発が問題となります。再発の因子として、上皮内がん（ＣＩＳ）の合併、大きな腫瘍、多発性の腫瘍、たちの悪さ（悪性度）などが考えられ、尿検査、尿細胞診検査、膀胱鏡検査（３ヶ月から６ヶ月おき）を定期的に行います。これらの検査は、最初の５年間は３ヶ月から６ヶ月おき、その後は一年おきが大まかな目安です。上部尿路（腎盂や尿管）もエコーやＣＴなどで定期的に検査します。

再発は最初の２年以内が多く、その後再発の可能性は減ってきますが、その恐れが消えたわけではありません。膀胱鏡で再発が認められた時は、再度内視鏡手術を行なって、悪性度や進展度を確認します。悪性度や進展度が高まった時は膀胱全摘出術を検討します。

予後不良因子

再発部位が尿管口に近い場合は、上部尿路（腎盂、尿管）がんの可能性も疑い造影ＣＴ検査や逆行性腎盂造影などの検査を検討します。尿細胞診検査が陽性でも膀胱鏡でがんが認められないときは、上皮内がんあるいは上部尿路のがんが疑われますので、膀胱生検および上部尿路の精査を行います。

膀胱全摘出術＋尿路変更術が行われた場合は、３～６ヶ月毎にＣＴ検査を行い、再発転移がないか、合併症が起こっていないかを確認していきます。摘出組織の病理診断で、膀胱周囲のリンパ節に転移を認めたり、静脈浸潤などの予後不良因子を認めた場合は、点滴による全身抗がん剤治療が追加されることがあります。術後の定期ＣＴ検査でリンパ節や他の臓器に転移がみつかったときは、全身抗がん剤治療や免疫チェックポイント阻害薬を使用します。現在の医療水準では他の臓器に転移してしまうと根治は困難と考えられています。

新しい抗がん剤と特殊な膀胱がん

医療は日進月歩で進んでいます。数年前まで当たり前だったことが、今ではまったく異なることも稀ではありません。最新の情報にアクセスすることも大事ですが、ネット情報などには根拠に乏しい情報もあるので主治医に確認しましょう。また新しい治療法は欧米で開発されることが多く、日本人と欧米人では副作用の内容や程度が異なることもあります。

最近では、抗体薬物複合体という新しい抗がん剤が膀胱がんに使用され始めました。がん細胞を特異的に認識する抗体に抗がん剤を結合させることで、抗がん剤ががん細胞のみに作用するよう工夫した薬剤です。抗がん剤や免疫チェックポイント阻害薬を使用しても効果が乏しい患者さんが対象です。

特殊な膀胱がんにも簡単に触れておきます。

・憩室内膀胱がん

膀胱の憩室にできた膀胱がんです。憩室は膀胱の粘膜だけで筋層がないので、内視鏡手術（ＴＵＲ-Ｂｔ）だけでは治癒は困難で、膀胱部分切除術や膀胱全摘出術が必要となる場合があります。さらに転移しやすく、治療が難しい膀胱がんです。

・尿膜管がん

胎児期から残存している尿膜管という臓器から発生する腺がんで、位置としては膀胱の上端から臍にかけて発生します。全膀胱がんの１％以下で、初期症状に乏しく、また膀胱尿路上皮がんと異なり、胃や大腸のがんと似た腺がんが多いのが特徴です。消化器がんと同様、腫瘍マーカーでCEA、CA19-9、CA125などが高くなります。治療法としては病巣を手術で切除するのが原則です。転移してしまうと、その後の治療法はまだ確立されておらず、難治性なことが多いがんです。

腎がん

中井川　昇

腎臓という尿をつくる臓器から発生するがんの総称で、「腎細胞がん」ともいいます。「腎盂がん」という尿の通り道（尿路）に発生するがんとは性質も治療法も違いますので、混同しないように気をつけてください。

腎臓は握りこぶしぐらいの大きさで、そら豆のような形をしています。腰よりも少し高い位置に、背骨を挟むようにして左右に一つずつあります。腎臓は尿を作ることで体内の水分量や塩分の調整や老廃物の排泄を行っています。

60歳代で発見されることが多いですが、40歳代、50歳代といった比較的若い年齢で見つかる方も、70歳代、80歳代といったご高齢の方も珍しくありません。

腎がんと診断される数（罹患数）と亡くなる人の数（死亡数）

神奈川県では、医療機関からの報告によると一年間に男性が924人、女性が373人、合計　1297人が腎がんとして登録され、同年の死亡数は、男性が

184人、女性が88人の合計272人と登録されています。5年相対生存率は、男性が82・6%、女性が76・2%でした。

腎がんの種類

腎がんは、発病のメカニズム、形態によって細かく分類されていて、病理組織分類、組織型というような表現をします。手術をすべきか、薬の治療をすべきか、といった大きな治療方針には影響しませんが、術後の再発率を含めた臨床経過や、どのような薬が適しているかは組織型によって違います。

実際には20種類以上の組織型に分けられますが、代表的なものは以下の5つです。淡明細胞型腎がん以外のものをひとまとめにして、非淡明細胞型腎がんと総称することがあります。

淡明細胞型腎がん

腎がん全体の70〜80%は淡明細胞型腎がんです。顕微鏡で観察するとがん細胞が淡く明るく見えるため、こう呼ばれています。予後の良いものから悪いものまで様々なものがあります。VHL遺伝子*の異常が原因です。

VHL遺伝子

腎臓の断面図

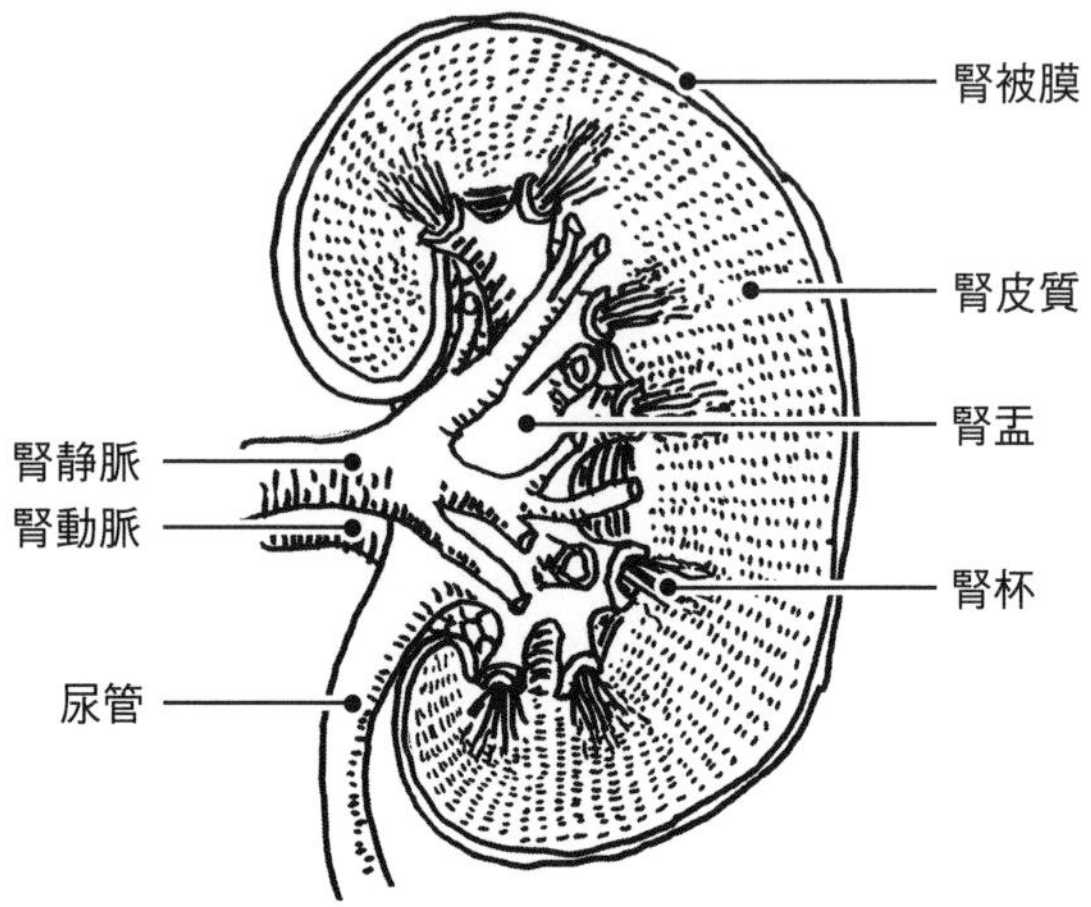

乳頭状腎がん

腎がん全体の10〜15%を占める組織型です。顕微鏡で観察するといくつものがん細胞が互いにくっついて小さな突起（乳頭）を形成しているためにこう呼ばれています。あくまでも形態による分類で予後の良いものから悪いものまで様々なものがあります。

嫌色素細胞がん

腎がん全体の5%を占める組織型です。肉腫様変化がなければ転移や再発を起こすことはほとんどありません。

肉腫様がん・肉腫様成分

淡明細胞型腎がん、乳頭状腎がん、嫌色素性腎がんといった様々ながんが経過の中で性質が悪くなった状態と考えられています。進行が早く、診断時に既に転移を認めたり、手術で摘出しても再発率も高く、予後不良とされてきましたが、最近では後で解説するオプジーボとヤーボイ併用療法が有効であることが分かってきました。

集合管がん（ベリニ管がん）

腎がん全体の１％にも満たない組織型で、予後は不良です。転移をともなう患者さんに対して以前は抗がん剤による治療が中心でしたが、最近ではオプジーボとカボメティクスの併用療法の有効性が報告されています。

異型度

淡明細胞型腎がんと乳頭状腎がんは予後の良いものから悪いものまで様々なものがありますが、顕微鏡で細胞を観察することである程度予後が予測できます。異型度、グレード（グレード、Ｇと記載します）と呼び、良いものから悪いまでをＧ１、Ｇ２、Ｇ３、Ｇ４と４段階に分類します。

腎がんはどのようにして発病するのか

がんは、遺伝子の異常によって発病すると考えられています。どの遺伝子に異常が起きるかによって組織型が変わってきます。なぜ遺伝子に異常がおきるのか、詳しいことは分かっていません。そのため、食事を含めた生活習慣の改善によって予防することは難しいと言われています。ただし、長期にわたってタバコを吸っている人は発病リスクが高いことが分かっています。

腎不全のため人工透析を行っている人は腎がんになりやすいことが知られています。人工透析を長く続けている方は1年に1度程度の超音波検査やCT検査での腎がんのチェックが勧められています。

また、比較的まれですが遺伝性の腎がんが発生する家系の存在も知られています。遺伝性の腎がんと診断されている方が血縁者にいる場合や、血縁者に腎がんの方が何人かいるような場合には遺伝子検査を行うことで診断がつくことがあります。検査によって腎がんが発症しやすい遺伝子の異常が認められた方には定期的にCT検査のような画像検査を行い早期発見に努めることが推奨されています。

腎がんの自覚症状

腎がん患者さんの80%は無症状で診断されます。そのほとんどが、腎がんとは全く別の病気を疑って行ったCT検査や、健康診断、人間ドックで行った超音波検査やCT検査で腎臓に腫瘤が見つかることが診断のきっかけとなります。健康診断、人間ドックの尿検査で尿に血が混じっていることが診断のきっかけになることもあります。

腎がんが大きくなると、肉眼的な血尿や、脇腹にしこりを触れる、背中が痛むといった自覚症状が現れます。さらに進行すると肺や肝臓、骨、脳などに転移を起こすため、転移部位の症状である呼吸苦や痛みが診断のきっかけになることがあります。また、全身に転移した場合には発熱や、体重減少、貧血などの症状が出現することがあるため、その原因を調べていく中で腎がんがみつかることもあります。診断時すでに転移を認める患者さんは腎がん全体の10～20％を占めます。多くのがんと同様に無症状で早期に見つかった腎がんの治療成績は良好ですから、定期的に健康診断や人間ドックを受けることをお勧めします。

腎がんの診断方法

腎臓に発生した腫瘍の90％は腎がんです。そのため、健康診断、人間ドックやたまたま行ったＣＴ検査で腎臓に腫瘍が疑われた場合には、腎がんを想定して検査を進めることになります。

腎がんの診断をつけるためには、造影剤を注射して行う「ダイナミックＣＴ検査」を行います。この検査によって腎がんの可能性が高いのか、腎がんであればどのような組織型の腎がんの可能性が高いのか、ある程度の診断が可能です。腎臓の機能が悪い人や、造影剤にアレルギーがある人、喘息の既往のある人は造影剤が使えないため、MRI検査で判断することもあります。

画像診断だけで「腎がんでない」と判断することは難しいですが、腎血管筋脂肪腫という血管と筋肉、脂肪の成分でできている良性腫瘍はCT検査に加え超音波検査やMRI検査を行うことによってほぼ診断がつくことがあります。

腎がんなのか、腎から発生した良性腫瘍なのか、最終的な診断は腫瘍そのものを顕微鏡で観察しなければ分かりません(これを病理診断といいます)。多くのがんは針を刺すなどして組織の一部を採取（生検）して病理診断を行ってから治療方針を決めますが、腎がんでは針を刺すことでがんの進行を進める可能性があるため、生検を行わずダイナミックCT検査などの画像診断にもとづいて手術を行うことが一般的です。ただし、既に全身に転移があるため薬物療法から治療を始めるような場合には、生検を行って正確な診断をつけて適切な薬剤を選択する必要があります。

直径が1㎝程の小さな腫瘍の場合には画像検査を行っても診断がつかないことは珍しくありません。そのような場合には定期的な画像検査で経過をみることもあります。

治療を決める前にがんの広がりを調べる

腎がんは血液やリンパ液を介して全身に転移しやすく、10～20％の患者さんで診断時すでに転移を認めます。転移の有無によって治療方針は大きく変わりますから、治療を開始する前に転移があるかを評価します。

がんの広がりのことをステージ、もしくは病期と呼び、国際的に統一されています。ステージは腫瘍の状態（T）とリンパ節転移（N）、遠隔転移（M）の３つの因子でⅠ期からⅣ期までの４段階に分かれています。またⅠ期はⅠａ期とⅠｂ期、Ⅱ期はⅡａ期とⅡｂ期、Ⅲ期はⅢａ期、Ⅲｂ期、Ⅲｃ期に細分化されています。

ステージを明らかにするために全身の画像評価を行います。リンパ節や肺、肝臓といった臓器への転移を調べるためには造影ＣＴ検査、脳への転移を調べるためには造影ＣＴ検査もしくはＭＲＩ検査、骨への転移を調べるためには骨シンチ検査を行います。また、ＦＤＧ　ＰＥＴ-ＣＴ検査も転移の評価に有用な場合がありますが保険診療での適応は限定されているので注意が必要です。

腎がんのTNM分類

T1a	がんの直径が４cm以下　腎臓にとどまっている
T1b	がんの直径が４cmを超えるが７cm以下　腎臓にとどまっている
T2a	がんの直径が７cmを超えるが10cm以下　腎臓にとどまっている
T2b	がんの直径が10cmを超える　腎臓にとどまっている
T3a	がんが腎静脈その区域静脈、尿路、腎もしくは腎盂周囲の脂肪に拡がっているが、腎周囲の脂肪の中にとどまっている
T3b	がんが下大静脈内に伸びているが横隔膜を超えていない
T3c	がんが下大静脈内に伸びて横隔膜を超えている
T4	がんが腎周囲の脂肪を超えて拡がっている　もしくは副腎に拡がっている

N0	所属リンパ節への転移なし
N1	所属リンパ節への転移あり

M0	遠隔転移なし
M1	遠隔転移あり

腎がんの病期

	リンパ節や臓器に転移がない	リンパ節手に転移はあるが遠隔転移はない	遠隔転移がある
	N0　M0	N1　M0	N0または1　M1
T1	Ⅰ	Ⅲ	Ⅳ
T2	Ⅱ	Ⅲ	Ⅳ
T3	Ⅲ	Ⅲ	Ⅳ
T4	Ⅳ	Ⅳ	Ⅳ

腎がんの治療方針はがんの広がりで決まる

原則として、遠隔転移がなければ手術で摘出、転移があれば手術と全身薬物療法を組み合わせて治療していくことになります。腎がんに対する治療はステージ分類によってほぼ決まります。

Ⅰ期

転移がなく直径が7㎝以下で腎臓に限局している腎がんのことです。直径が7㎝以下でも腎臓をつつむ膜（腎被膜といいます）を超えている場合にはⅢ期になるので注意が必要です。

治療の原則は手術です。腎がんを腎臓からくり抜くように摘出して、正常な部分の腎臓は残す〝腎部分切除術〟が推奨されています。以前は腎がんであれば腎臓と腎がんをまとめて摘出する根治的腎摘除術が推奨されていましたが、腎部分切除術でも再発率は変わらないこと、長期的にみると腎摘除術と比べて心臓などの循環器系の病気の発生頻度が低いことが明らかになってきており、腎部分切除術をまず検討します。ただし、非常に予後の悪い病理組織型が予想されるような場合には腎摘除術を選択することもあります。

直径が4cm以下の人（Ｉａ期）の手術後の再発率は2％前後、4から7cmの人（Ｉｂ期）の再発率は10％前後です。

Ⅱ期

転移がなく直径が7cm以上、腎臓に限局している腎がんのことです。治療の原則は手術です。腎臓とがん、周囲の脂肪組織を含めて一塊にして摘出する〝根治的腎摘除術〟が推奨されています。手術後の再発率は10％前後です。

Ⅲ期

大きさにかかわらず、腎臓を包む腎被膜をこえて成長している腎がん、太い静脈の中にも伸びている腎がん、もしくは腎臓のそばのリンパ節への転移を伴う腎がんのことです。原則は手術です。がんと腎臓、周囲の脂肪組織を一塊にして摘出する

〝根治的腎摘除術〟、腫瘍が腎静脈、下大静脈といった太い血管の中まで伸びている場合にはこれも含めて摘除する〝腎静脈腫瘍塞栓／下大静脈腫瘍塞栓合併切除術〟を行います。リンパ節に転移がある場合にはリンパ節も一緒に摘出します。

手術後の再発率は30～40％です。術後の再発予防効果があるとして免疫チェックポイント阻害剤であるキイトルーダを投与するという選択がありますが、長期的な効果についてはまだ分かっていません。

Ⅳ期

遠隔転移を伴う、もしくは周りの臓器（肝臓や膵臓、大腸）や筋肉にまで広がっている腎がんのことです。肺や肝臓、腎臓から離れた場所のリンパ節、骨や脳に転移を伴うことがあります。

全身状態が良好で比較的サイズが小さい転移病変が数個程度であれば、腎臓にある腎がん（これを転移病変の元、という意味で原発巣といいます）をまず摘出し、残った転移病変を薬物療法で治療します。

転移病変が大きい場合や、その数が多い場合、全身が衰弱しているような場合には薬物療法を先行し、その効果をみながら腎摘除術を検討します。

再発について

腎がんを手術で摘出したあと、しばらくしてから再びがんが出現することを再発といいます。手術でとったはずなのに、なぜ再発するのですか？　という質問をよく受けます。詳しいことは分かっていませんが、腎がんがＣＴ検査で分かるような大きさにまで育ったときには既にごくわずかながん細胞が血液やリンパ液の流れにのって体のどこかにたどり着いていると考えられています。そのわずかながん細胞が手術のあとも増え続け、時間がたってＣＴ検査で確認できるような大きさにまで育った状態が再発です。

再発は体の様々な場所で起きる可能性がありますが、肺、肝臓やリンパ節などに再発することが多いです。また、10年以上経過して再発するような場合には、膵臓や原発巣とは反対の腎臓に再発してくることがあります。そのため、手術を終えた後も全身を対象としたＣＴ検査で定期的に再発の評価をつづけていくことが大切です。ＣＴ検査の評価の間隔は摘出したがんの性質や広がりによって決まります。

再発する時期も様々で、手術を受けてから数か月で再発するような人もいれば、数年、ときに10年、20年たってから再発することも珍しくありません。神奈川県立がんセンターでは手術を終えた人は最低でも10年、できれば20年はＣＴ検査による評価を勧めています。

再発した場合には原則として薬物療法が推奨されますが、再発が1か所で、なおかつ再発までの期間が長い場合には再発病変を外科的に切除することもあります。

腎がんの手術

腎がんの手術には様々な術式がありますが、①どこまでとるか？　②どのようにしてとるか？　というポイントに整理して考えると分かりやすいです。

①どこまでとるか？

腎がんの手術には大きく分けて、腎がんを腎臓からくり抜くように摘出して、正常な部分の腎臓は残す〝腎部分切除術〟と、腎臓とがん、周囲の脂肪組織を含めて一塊にして摘出する〝根治的腎摘除術〟があります。

Ⅰ期であれば腎部分切除術が、Ⅱ期以上であれば根治的腎摘除術が推奨されています。ただし、がんの性質が極めて悪い場合などⅠ期であっても根治的腎摘除術が推奨されることもあります。腎部分切除術は根治的腎摘除術と較べて手技的に難易度が高く、様々な工夫が続けられてきました。

腎部分切除術

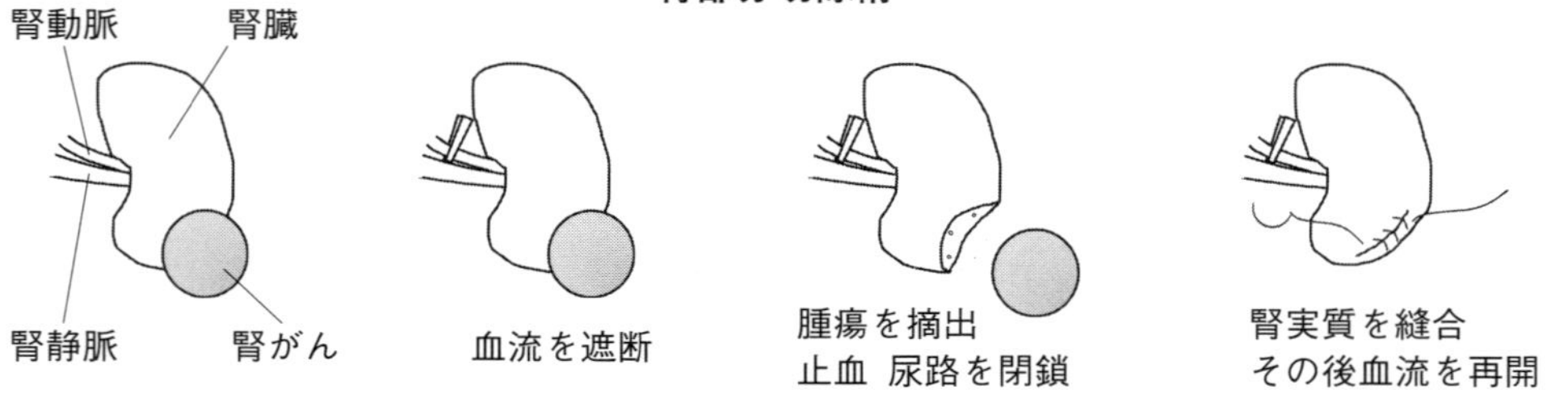

根治的腎摘除術

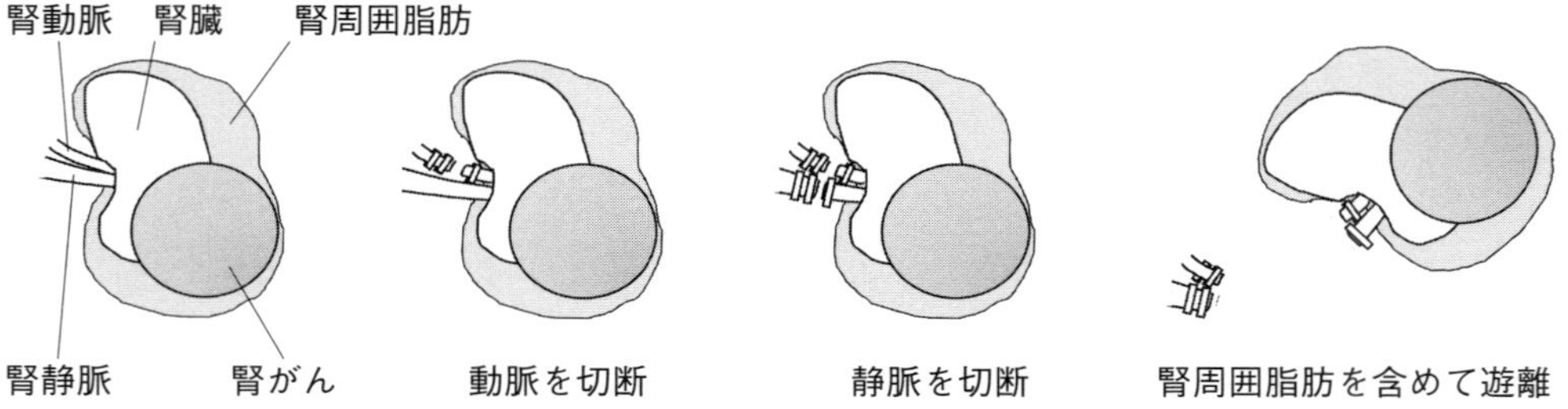

がんを制御するにはどうしたらよいか、正常の腎臓の機能を残すにはどうしたらよいか、という順番でまず考えましょう。それが決まってから、次の「どのようにしてとるか？」を考えて下さい。

②どのようにしてとるか？

腎がんの手術の方法には、

・手術補助ロボットを用いて内視鏡下で行う〝ロボット支援手術〟
・内視鏡と細長い鉗子と呼ばれる手術器具を使って行う〝腹腔鏡下手術〟
・お腹やわき腹に大きな切開を加えて十分な術野を確保して行う〝解放手術〟

があります。

ロボット支援手術を選択するのか、腹腔鏡手術や解放手術を選択するのかは、治療を行う施設の設備や手術を行う医師の経験によって変わってきます。手術を勧められた場合には、なぜその手術方法がよいのか、よく主治医の先生と話し合うことが大切です。セカンドオピニオンを利用してみるのも良い方法です。

神奈川県立がんセンターで行っている主な手術について説明します。

ロボット支援腹腔鏡下腎部分切除術

ダビンチという手術支援ロボットを使って腹腔鏡下で腎がんを腎臓からくり抜くようにして摘出する手術です。神奈川県立がんセンターでは腎部分切除術はほぼ全例ロボット支援手術で行っています。

お腹や背中に1㎝程の切開を5～6か所おき、そこから細長い内視鏡と鉗子と呼ばれる手術器具を体内に挿入して行われます。術者は患者さんの隣に置かれたコンソール（コックピット）に座り、鉗子を遠隔操作して手術を行います。従来の開腹手術や腹腔鏡手術では鉗子の可動範囲が限定されていましたが、ダヴィンチの鉗子の先端には関節があり様々な角度からの鉗子の操作が行えるようになりました。がんを傷つけることなく摘出し、その後の止血を行うための精密な操作が求められる腎部分切除術には最も適した方法といえます。

全身麻酔で行われ、入院期間は10日程度です。主な合併症としては術中・術後の出血、感染症、腸管損傷、術後に腎臓から体内に尿が漏れる尿瘻があります。特に気を付ける必要があるのが、手術後数週間以内におこる後出血です。２００～３００件に1件程度ですが、残った正常の腎臓の断端から出血することがあります。多くの場合、血尿で発覚します。早急に止血する必要があるので、そのような場合にはすぐに手術を受けた病院に連絡することが大切です。

腹腔鏡下根治的腎摘除術

お腹や背中に１㎝程の切開を5～6か所おき、そこから細長い内視鏡と鉗子と呼ばれる手術器具を体内に挿入して、周囲の脂肪組織を含めてがんを腎臓と一塊にして摘出する手術です。腎臓をとり出すため、一か所だけ手術創が7～8㎝程度になります。神奈川県立がんセンターでは根治的腎摘除術の多くは腹腔鏡手術で行っていますが、２０２３年から症例によってはロボット支援手術も行っています。全身麻酔で行われ、入院期間は10日程度です。主な合併症としては術中の出血、感染症、腸管損傷があります。

腹腔鏡手術やロボット手術では小さな手術創から腹腔鏡や鉗子を入れて行いますが、そのままでは手術を行う空間はありませんので、〝気腹〟といって、二酸化炭素ガスを注入してお腹を膨らませた状態で手術を行います。お腹の中の空気圧が上がることで解放手術と比較して出血量が各段に減ることが腹腔鏡手術やロボット手術が急速に普及した理由の一つです。ただし、極めてまれですが二酸化炭素ガスが肺の血管を詰まらせるという重篤な合併症がおきることもありますから、主治医の先生から充分な説明を受けて選択することをお勧めします。

開腹根治的腎摘除術

腎がんが非常に大きい、隣接する肝臓や大腸や小腸にまで広がっている、腎静脈、下大静脈といった太い血管の中まで伸びているような場合には、お腹を大きく開けて腎がんを摘出することがあります。

がんの広がり具合によって、消化器外科医、肝臓外科医、心臓外科医との共同作業によって行うこともあります。全身麻酔で行われ、入院期間は10日程度です。主な合併症としては術中の出血、感染症、腸管損傷があります。

手術ができない人に対する治療

ご高齢の患者さんや心臓や肺などに持病をかかえている患者さんの中には、全身麻酔をかけて手術をするとかえって寿命を縮めてしまうことがあります。また、どうしても体にメスをいれることが受け入れられない、という患者さんもいます。そのような人たちには手術よりも治療成績は劣るものの比較的安全に行える2つの治療が保険診療として認められています。

ロボット支援手術の手術創

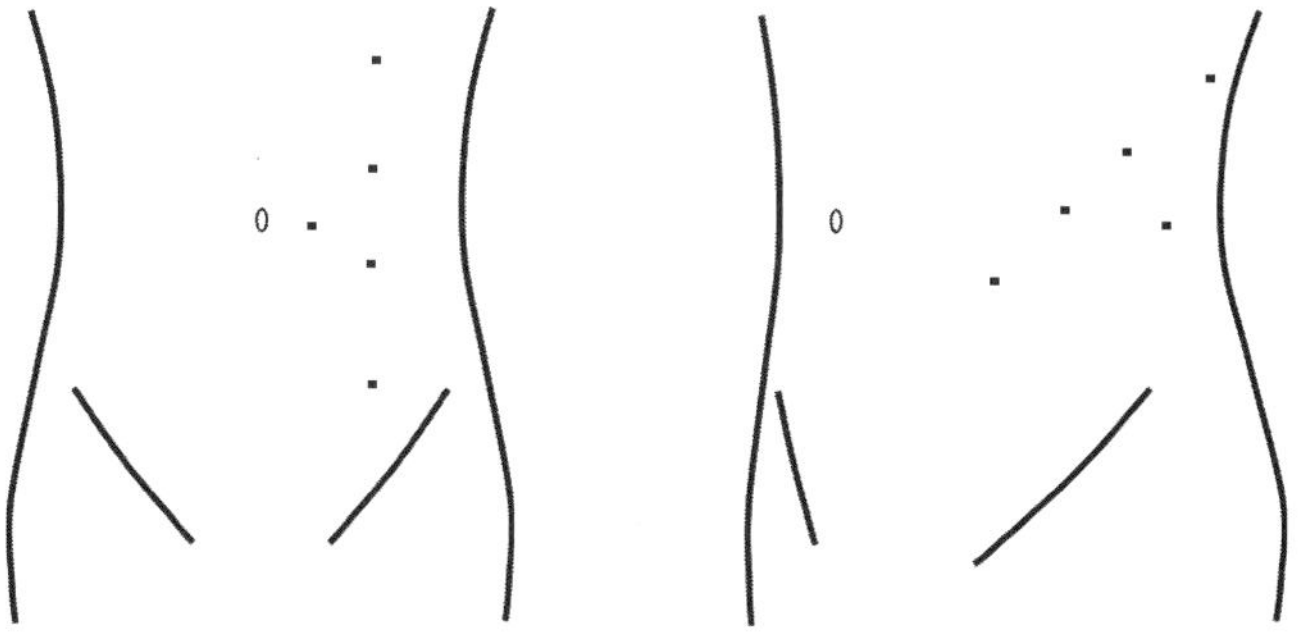

開腹手術の手術創

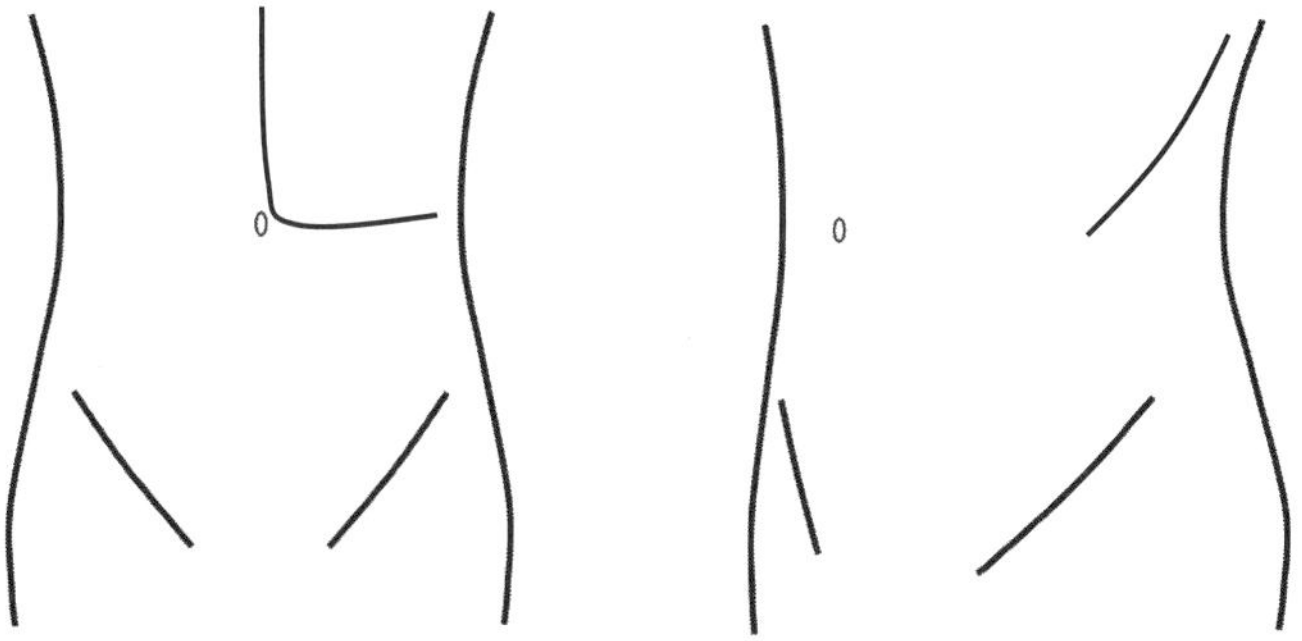

①体幹部定位放射線治療（Stereotactic Body Radiotherapy　ＳＢＲＴ）*

通常の放射線治療は腎がんに対して効果はありませんが、小さな病変に対して多方向から精密に放射線を照射するＳＢＲＴは腎がんに対する一定の効果があります。国際的な研究グループから、直径４cm前後の腎がんに照射した患者さんの経過を追ったところ7年間での再発率は８％程度であったとの報告があります。

日本国内では２０２０年に直径が５cm以内で転移のない腎がんに対する治療として保険適応が認められ、神奈川県立がんセンターでは２０２３年から行っています。手術と比較すれば明らかに治療成績は劣りますが、麻酔も入院も必要のない治療で重篤な合併症もほとんどありませんから、手術ができないような場合には検討してみる価値のある治療法です。

②凍結療法

腎がんを凍らせることで腎がん細胞を破壊し治療する方法です。おもに小径の腎がんを対象として行われていますが、その再発率は5％から20％とされており、手術と比較すれば明らかに治療成績は劣ります。入院は必要ですが、局所麻酔で行え

SBRT

るのでＳＢＲＴと同様に全身状態が不良で手術が危険な方、どうしても手術が受け入れられない方に有効です。日本国内では２０１１年に小径腎がんに対する治療として保険適応が認められました。

腎がんの薬物療法

診断がついた時点で転移がある、もしくは周囲の臓器に拡がっているⅣ期の腎がんや、術後再発してきた腎がんのことを総称して〝進行性腎がん〟といいます。薬物療法は進行性腎がんに対する治療です。

現在、保険診療として認められている腎がんの治療法は10種類以上あり、その中からそれぞれの患者さんにとって最も適切であると思われる治療法を選んでいくことになります。治療成績はすぐれているけれども副作用の強い治療法や、副作用の発生率は低いけれども治療成績はあまり高くない治療法、長期成績は不明ですが、がんが完全に消える人の割合が高い治療など、それぞれの治療法には異なった特徴があります。

医学の専門的知識のない人がその中から自分にとってどれが良いか判断することはほとんど不可能と言ってよいでしょう。まずは、自分が何を一番に望むのかをはっきりさせることが大切です。例えば、「長期成績を一番に考える」のか、「症状の改善を一番に考える」のか、「安全性を第一に考える」のか、自分が何を優先したいのか整理して主治医の先生にはっきりと伝えることが大切です。

主治医の先生はそうした希望に沿ったいくつかの選択肢を提示してくれると思います。納得がいくまで話し合って治療法を決めることをお勧めします。神奈川県立がんセンターでは、患者さんの希望を聞き、複数の治療について資料を提示しながら説明を行い、時間的に余裕があればその場ですぐに治療法を決めず、ご家族と話し合うなどして患者さん自身で考えをまとめて頂いた上で治療法を決めるようにしています。

薬物療法の適応となるような腎がん患者さんは決して多くはありませんので、経験豊富な施設でのセカンドオピニオンを活用するのも大切だと思います。

進行性腎がんの患者さんの中には5年、10年と長生きする方もいれば、数か月のうちに亡くなられる方もいますが、以下の6個の項目（予後不良因子）が寿命を短くすることが知られています。

○ふだんの仕事、活動ができない状態
○診断から治療開始までが1年以内

○貧血
○好中球の上昇
○血小板の上昇
○*血中カルシウム値の上昇

この項目を全くもたない患者さんを低リスク、1つもしくは2つもつ患者さんを中リスク、3個以上もつ患者さんを高リスクと呼びます。

2009年に行われた調査では低リスク、中リスク、高リスクの患者さんの2年後の生存率はそれぞれ75%、53%、7%で、中リスクの半数の方が27ヶ月で亡くなられ、高リスクの患者さんは半数の方が9か月で亡くなることが分かりました。現在、この後説明する治療法の出現によって生存率は格段に改善していますが、腎がんとどう向き合うのかを考える一つの目安になる数字だと思います。

また、このリスク分類ごとにどのような治療が保険診療として使用できるか決められています。

腎がんに対する治療薬

腎がんの患者さんに対して使う治療薬には以下のようなものがあります。

*高カルシウム血症

実際の治療はこれらを組み合わせて治療をしていきます。

①分子標的治療薬

腎がんが進行するときには、がん自身が栄養を得るための血管（腫瘍血管）が重要な働きをしています。分子標的治療薬は腫瘍血管を攻撃しがん細胞の増殖を抑えます。

スーテント、ヴォトリエント、インライタ、カボメティクス、レンビマ、ネクサバールという6種類の薬があり、全て内服薬です。

効果

薬剤によって多少異なりますが、単剤で使用した場合には半年から1年程度、腎がんの進行を抑えます。日本では2008年から保険診療が認められていますが、何種類かの分子標的治療薬を順次使うことによって進行性腎がんの患者さんの寿命は大きく改善されました。

副作用

主な副作用には倦怠感、高血圧、下痢、指先の皮膚の剥離などがあります。副作用の程度によって量を調整したり、休薬しながら治療を続けていきます。薬の量によって効果の強さも副作用の強さも決まる治療と考えられており、多くの患者さんが倦怠感などの副作用を実感しながら治療を続けています。

②免疫チェックポイント阻害剤

ヒトの体の中にはもともと〝がん免疫〟という〝がん〟を自分の力で治す働きがあります。それでも腎がんになってしまう、進んでしまうのは、がん免疫の働きが腎がんによって抑えられているためだと考えられています。

免疫チェックポイント阻害剤は抑えられているがん免疫にスイッチを入れ、免疫の力によって腎がんを治療する薬です。免疫チェックポイント阻害剤にはオプジーボ、ヤーボイ、キイトルーダ、バベンチオという４つの薬があり、全て点滴薬で数週間間隔で投与していきます。神奈川県立がんセンターでは１回目の投与は入院で、２回目以降は外来通院で行っています。

効果

分子標的治療薬が幅広い患者さんに対して一定期間効果を示すのに対して、免疫チェックポイント阻害剤はある一定の患者さんにおいて非常に長期にわたって効果を示すと考えられています。

副作用

自身の免疫を利用するがん治療では〝がん〟ではない正常な体が自分自身の免疫によって攻撃を受ける副作用が起きます。そのため、体のほとんど全ての臓器で副作用が生じる可能性があります。代表的なものとして以下のものが知られています。

脳炎　下垂体炎　甲状腺機能障害　副腎障害　肝機能障害　肝炎　1型糖尿病　腎障害　大腸炎　重度の下痢　静脈血栓　間質性肺疾患　心筋炎　重症筋無力症　筋炎　神経障害　皮膚障害

これらの副作用は治療を止めても長期間残ることがあります。重篤な副作用が出た場合にはステロイドという免疫を抑える薬を長期間投与します。また、リュウマチ、1型糖尿病、重症筋無力症、間質性肺炎のような「自己免疫疾患」と呼ばれる病気は免疫チェックポイント阻害剤を投与することによって悪化する可能性があります。分子標的治療薬と比べて副作用が出る人は限られていますが、副作用が出た場合には対応に苦慮することが多いと言えます。

最初に行う薬物療法（1次治療）

まだ薬物療法を行っていない進行性腎がんに対して、保険診療で認められている薬物治療には以下のものがあります。効果・副作用の内容は保険承認の根拠となる〝治験〟と呼ばれる臨床試験の結果に基づいた記載です。

①オプジーボ・ヤーボイ療法

オプジーボとヤーボイという二つの免疫チェックポイント阻害剤を組み合わせた治療です。中・高リスクの患者さんのみに使用が認めれられています。

臨床試験において中もしくは高リスクという本来予後が悪いとされる腎がん患者さんに投与し60ヶ月経過をみたところ、その生存期間中央値（半数の患者さんが生存している期間）は47ヶ月、5年後でも効果が持続している患者さんが31%、生存率は43%でした。10%の患者さんでがんが消えていました。悪性度が高い〝肉腫様変化〟を伴う腎がんではさらに良い成績が報告されています。その一方で29%の患者さんが副作用に対応するためにステロイドによる治療が必要で、1・5%の患者さんが治療の副作用が原因で亡くなられています。

いったん効果が認められた患者さんでは5年経過しても半数以上の人で効果が持続します。これは、このあとに解説する免疫チェックポイント阻害剤と分子標的治療薬を組み合わせた治療ではいったん効果が認められた患者さんでも半数の人が2

年前後で効果がなくなってしまうことを考えると、非常に長い効果が得られる治療であることがわかります。副作用は強いものの、中高リスクという予後不良とされていた腎がんに対して長期にわたる効果が確認されている治療といえます。

②キイトルーダ・インライタ療法

免疫チェックポイント阻害剤のキイトルーダと分子標的治療薬のインライタを組み合わせた治療です。

臨床試験で36ヶ月経過をみたところ、低・中・高リスク全ての腎がん患者さんの生存期間中央値は46ヶ月、3年目の生存率は63％で、8％の患者さんでがんが消えていました。その一方で、14％の患者さんが副作用に対応するためにステロイドによる治療が必要で、0・9％の患者さんが治療の副作用が原因で亡くなられています。

比較的幅広い患者さんに一定期間効果を発揮する治療といえます。

③バベンチオ・インライタ療法

免疫チェックポイント阻害剤のバベンチオと分子標的治療薬のインライタを組み

合わせた治療です。

低・中・高リスク全ての腎がん患者さんを対象に19ヶ月追跡した評価では、がんの進行を抑えている期間は13ヶ月とスーテントの８ヶ月と比べ延びていました。11%の患者さんが副作用に対応するためにステロイドによる治療が必要で、０・７%の患者さんが治療の副作用が原因で亡くなられています

従来の治療と比べて生存期間を延ばすというデータはありませんが、他の免疫チェックポイント阻害剤と分子標的治療薬を組み合わせた治療と比べ副作用の発生頻度が低く、比較的安全に行える治療と言えます。

④オプジーボ・カボメティクス併用療法

免疫チェックポイント阻害剤のオプジーボと分子標的治療薬のカボメティクスを組み合わせた治療です。

33ヶ月経過をみたところ、低・中・高リスク全ての腎がん患者さんの生存期間中央値は38ヶ月、２年目の生存率は70%で、12%の患者さんでがんが消えていました。その一方で19%の患者さんが副作用に対応するためにステロイドによる治療が必要で、０・３%の患者さんが治療による副作用で亡くなられています。

カボメティクスには腫瘍血管だけでなくがん細胞も攻撃するという特徴があるためより幅広い患者さんで効果が得られるのが特徴といえます。比較的珍しい組織型である乳頭状腎がんや集合管がんに有効性を示したという報告も注目されています。

⑤キイトルーダ・レンビマ併用療法

免疫チェックポイント阻害剤のキイトルーダと分子標的治療薬のレンビマを組み合わせた治療です。

低・中・高リスクを含めた全ての腎がん患者さんを対象に27ヶ月追跡した評価では、2年生存率は79％です。中・高リスク全ての腎がん患者さんのうち、88％の患者さんでがんの進行が抑えられる（病勢コントロール）ことが分かっています。低リスクの患者さんの20％、中リスクの患者さんの11％、高リスクの患者さんの6％で腫瘍が消失しています。

15％の患者さんが副作用に対応するためにステロイドによる治療が必要で、1・1％の患者さんが治療による副作用で亡くなられています。

長期の成績はまだ報告されていませんが、他の治療と比べて腫瘍が消失する患者さんの割合が高いのが特徴といえます。

⑥スーテント

免疫チェックポイント阻害剤が開発されるまでは標準的な選択でした。これまで説明してきた新しい治療法の有効性を調べるときには比較の対象となってきました。その結果では、低・中・高リスク全ての腎がん患者さんの生存期間中央値は34ヶ月から40ヶ月です。スーテントのがんを抑える期間は1年程度ですが、スーテントが効かなくなってもいくつかの薬を順番に使っていくことで効果は充分期待できると言っていいでしょう。

⑦ヴォトリエント

2013年の臨床試験でスーテントと比較して同等の効果があることが報告されています。リスク分類ごとの細かいデータは報告されていません。患者さんへ質問票による調査では治療中の生活の質がスーテントと比較して優れていました。

免疫チェックポイント阻害剤が開発されるまではスーテントと並んで標準的な選択でした。

⑧カボメティクス

２０２０年に保険使用が認められた比較的新しい分子標的治療薬で、未治療の中高リスク群の患者さんを対象とした臨床試験でスーテントと比較してもがんを制御している期間が３か月以上延長したと報告されています。カボメティクスには他の分子標的治療薬と違い、腫瘍血管だけでなくがん細胞も攻撃するという特徴があるため単剤でも９割近くの患者さんで腫瘍縮小効果が得られるのが特徴といえます。

1次治療の後に行う薬物療法

１次治療で効果がない場合、いったん効果があってもじきに効かなくなってきた場合、副作用が強くて治療を続けられない場合には、次の治療に切り替えていくことになります。１次治療として紹介した免疫チェックポイント阻害剤２剤を組み合わせた治療や免疫チェックポイント阻害剤と分子標的治療薬を組み合わせた治療は安全性・有効性が確認できていないため使用することはできません。分子標的治療薬や免疫チェックポイント阻害剤のオプジーボを単剤として使用していくことになります。

腎がんを強く疑う、と言われたときに

腎がん患者さんの80％は無症状で診断されます。何も症状がないのに突然がんの可能性が高いから手術をしましょう、と言われて戸惑う人も多いと思われます。無症状で見つかった腎がんであれば、多くの場合治療が数か月遅くなったとしても治療成績は大きくかわることはありませんから、主治医医の先生と、なぜそのような診断になるのか、そのままにしていたらどのようなことになるのか、どんな治療があるのか、充分納得した上で治療を受けることをお勧めします。

また、全身状態が良好であれば腎がんの治療の原則は手術です。手術の方法は施設の設備、経験によって異なります。経験豊富な施設でのセカンドオピニオンも役に立つと思います。

また、煙草を吸われていると、手術の際の合併症や薬物療法の副作用に影響する恐れがありますから禁煙をお勧めします。

また、経済的なことを心配される方が多いと思います。手術や薬による治療は高額になりますので、治療を始める前に病院の医療相談室や自治体で説明を受けて「高額療養費制度」に申請しましょう。

腎がんの手術を受けた人への注意点

腎がんは手術を受けてから10年以上経過しても再発することが珍しくない、なかには20年たって再発するような患者さんもいる、ということをしっかり認識して、手術のあとも定期的にＣＴ検査による再発チェックを受けるようにしてください。神奈川県立がんセンターでは地域の病院、クリニックと連携して手術を終えた人は最低でも10年、できれば20年はＣＴ検査による評価を勧めています。

また、腎がんそのものによって、もしくは手術や薬物療法によって腎機能が低下することがあります。残された腎臓の機能を落とさないように塩分や糖分の取りすぎなど食生活を見直しましょう。病院で行っている栄養指導を活用してみるのも良い方法です。

神奈川県立がんセンターでの試み

①体幹部定位放射線治療（Stereotactic Body Radiotherapy　ＳＢＲＴ）

腎臓に限局している腎がんに対しては手術支援ロボットであるダビンチを活用し腎臓を残す腎部分切除術を積極的に行っていますが、患者さんの中には全身状態が不良で手術のリスクの高い患者さんもいます。そのような方には侵襲の少ない放射線治療であるＳＢＲＴを提案しています。転移がなく５㎝以下の腎がんであれば保険診療として認められていますので、治療に悩まれている方はまずは当院の泌尿器科を受診して相談してみてください。

②遺伝子パネル検査

がんは遺伝子の異常によって発病します。腎がんでは非常に多くの遺伝子異常が確認されていますが、一人ひとりその異常のパターンには違いがあるため、臨床経過や薬に対する反応も違ってきます。遺伝子パネル検査は１００種類以上のがんに関わる遺伝子異常を同時に調べ、一人ひとりのがんの特徴を調べる方法です。神奈川県立がんセンターでは２０１９年よりこの遺伝子パネル検査を開始、様々ながん診療に役立てています。腎がん患者さんに対しても遺伝子パネル検査を使ってより適した治療薬の選択を行っていますが、現在の保険診療では通常の治療で無効であった患者さんでないとこの検査はうけることができません。

神奈川県立がんセンターでは２０２２年から自費診療として治療開始前のがん患者さんでも遺伝子パネル検査を受けることができるようになりました。進行性腎がんの治療では最初に選択する治療法がその後の経過を決定づけるといっても過言ではありません。治療前、できれば手術で摘出して病理診断で再発の可能性が高いと言われた時点での遺伝子パネル検査をお勧めしています。

他の施設で手術をされた方でも希望があれば受けられますので、興味のある方はまずは当院の泌尿器科を受診して相談してみてください。

腎がんの将来と展望

腎がん治療の進歩には目覚ましいものがあります。特に進行性腎がんの治療はこの5年の間に新たに5種類の薬物療法が保険承認されており、その生命予後は劇的に改善してきています。さらに近い将来HIF阻害剤という今までの薬とは作用メカニズムが違う、新しい薬剤が保険診療で使える見込みです。そうなれば、予後はさらに改善すると予想されています。

現在、手術も薬物療法も選択肢が広がってきています。病理検査、画像検査だけでなく、遺伝子パネルのような一人ひとりの腎がんを評価する診断技術を活用し、それぞれの患者さんの腎がんの特徴を評価し、その人にとって最も有効で安全な治療法をみつけていく時代になっていくと思われます。

腎盂がん・尿管がん

梅本　晋

腎臓のがんには、腎の尿細管から発生する腎細胞がんのほかに尿をためる腎盂から発生する腎盂がん、腎盂から膀胱へ尿を運ぶ尿管に発生する尿管がんがあります。腎盂がん、尿管がんともに診断および治療法はほぼ同様で、まとめて上部尿路がんと呼ばれています。どちらのがんも初期にはほとんど症状がなく、早期発見が難しいがんの一つとされています。またすぐに転移しやすく、かなり進行した段階で見つかることも多いです。

腎盂・尿管がんはどのように発病するのか

腎盂は腎臓で尿を貯める部分をいいます。尿路上皮と呼ばれる特別な細胞（移行上皮）でおおわれており、そこから膀胱まで尿を運ぶ約20㎝の尿管でつながっています。尿管も尿路上皮で覆われており、蠕動運動で尿を運びます。腎盂と尿管を合わせて上部尿路と呼びます。

がんは、一般的に複数の遺伝子の異常で発病すると考えられており、腎盂・尿管がんでも様々な遺伝子異常が発症に関与しています。近親者（親子兄弟）ががんになっている場合のリスクは約1・7倍とされています。腎盂・尿管がんの発症のリスクを高める一番の原因として喫煙があげられ、原因の約50％と推測されています。喫煙者は非喫煙者と比較して、約2倍以上膀胱がんになりやすくなります。1日の喫煙本数や喫煙年数が増加するほど腎盂・尿管がんの危険性は高くなります。タバコを吸っている人はすぐに禁煙をしましょう。そのほか尿路結石や尿路閉塞に伴う慢性細菌性感染や、石油・木炭・アスファルト・タールなどの産業従事も発症のリスクを高めます。

膀胱がんになりやすい要因を持つ人、長い間タバコを吸っている人、膀胱がんと診断され治療を受けたことがある人は、腎盂・尿管がんにもなりやすいので十分に注意しましょう。痛みがなくても、目に見える血尿に気がついたら、まず膀胱がんの有無を検査しますが、同時に超音波検査（エコー検査）やCT検査で腎臓および尿管の状況を確認しておいた方がよいでしょう。

腎盂・尿管がんの罹患数は、一年間で、男性では、腎盂がんが2・6％（279人）、尿管がんが2％（214人）全泌尿器がんの約4・6％を占めています。

腎盂・尿管がんの死亡数は、男性では、腎盂がん5・8％（94人）、尿管がん5・4％（88人）で全泌尿器科がんの11・2％を占めています。

腎盂・尿管がんの自覚症状、検査、診断、発見

腎盂がんは、腎盂の移行上皮から発生するがんで、初期にはほとんど症状がありません。目で見える血尿が初期の症状としては多いのですが、腎盂の尿路上皮は、膀胱の壁と違って薄く、がんが早い時期に周囲に浸潤してしまい、診断時にすでにリンパ管を経由して周囲のリンパ節、さらに他の臓器に転移していることもあります。

尿管がんも初期の症状は目に見える血尿と考えられますが、やがてがんが大きくなり、尿管が詰まってしまうことで腎盂に尿がたまり（水腎症）、腎臓を圧迫することから、腰痛などの症状が現れてきます。尿管がんが膀胱に近いところに生じると、がんが尿管の口から顔を出し、膀胱がんと同じ症状が現れてきます。さらに大きくなると、膀胱を刺激し膀胱炎のような症状が出たり、血尿が肉眼で認められるようになります。また、腎盂がん・尿管がんともに進行するとリンパ節や肺・骨に転移しやすいため、それに伴った症状がみられることもあります。

腎盂・尿管がんの検査・診断で重要なのは、①尿細胞診、②膀胱鏡、③造影CT検査の3つです。尿潜血も含め血尿が出ている場合、まずは尿細胞診検査を行います。目に見える血尿の場合は、膀胱鏡検査が重要で、膀胱がんの有無と、左右の尿管口から目で見える血尿の有無を確認します。なお、腎盂・尿管がんの早期発見や治療判定に用いられる血液の腫瘍マーカーはまだ開発されていません。

続いて、造影CT検査を行い、腎盂、尿管内の欠損像、狭窄・通過障害の有無を確認します。以前は、排泄性腎盂造影検査（IVP）を行うこともあったのですが、現在はCT検査の画像解析度の向上から造影CT検査が第一選択となっています。造影剤に対しアレルギーがある方や腎臓の機能が悪い方にはMRIで代用します。上記3つの検査だけでは診断がつかない場合や、さらに情報を集める場合には、逆行性腎盂造影（RP）検査や尿管鏡検査をします。RP検査は、膀胱鏡を使って尿管に細いカテーテルを挿入した上で、造影剤を注入し腎盂、尿管内の状況を確認および部位別の尿細胞診検査を行います。尿管鏡検査は、全身または下半身麻酔をした上で、陰部から尿管の中に細い内視鏡を直接入れて腎盂、尿管内を観察、場合によっては病変部位の組織を一部採取する生検も行います。診断で難しいのが上皮内がんと呼ばれるタイプです。上皮内がんの場合、いわゆるポリープのような腫瘤形成がないためCTやMRI検査では異常は見られず、尿細胞診のみが陽性となります。そのほか腎盂・尿管がんと間違えやすい病気として、尿管結石、腎盂・尿管狭窄、後腹膜線維症、尿管アミロイドーシス、IgG4関連疾患、尿路結核、他部位のがんが尿管へ転移した場合などがあります。これら画像診断や術前診断だけでは確定診断が難しい場合には、手術を施行しその結果で正確な診断が判明することもあります。

治療法を決める前にがんのタイプを知る

がんの治療法を決めるためには、がんの種類（組織型）、がんのたちの悪さ（悪性度）と、がんの広がり（進展度）をはっきりと知る必要があります。

手術や生検などで採取されたがん組織は、病理診断（顕微鏡的検査）で、組織型、悪性度、局所のがんの広がり、血管内あるいはリンパ管内への浸潤、周囲のリンパ節への転移などが診断されます。

◆組織型

90％以上は尿路上皮がんで、まれに腺がん、扁平上皮がん、集合管がん、小細胞がん、未分化がん等があります。組織型によって、使用する抗がん剤を変えることがあります。

◆どのくらいたちが悪いか（悪性度）

同じがんでも進み方がゆっくりのタイプと進み方が早いタイプがあります。

悪性度は次のように分類されます。

低グレードがん（ローグレード）

おとなしいタイプ、進み方はゆっくり、しかし悪性

高グレードがん　（ハイグレード）

たちの悪いタイプで、進行が早い

これから先の見通しのわかりやすい分類

腎盂・尿管がんは早い時期に周囲に広がり、リンパ節に転移したり、肺や肝臓、骨などに転移します。この広がりぐあいで、治療法が違ってきます。

局所の広がりは、病理診断で最終的に調べますが、手術の前に、肺、肝臓などの臓器に転移していないかは、ＣＴ検査またはＭＲＩ検査で確認します。全身の骨への転移の有無は骨シンチ検査で調べます。〝治りやすいがん〟の大部分は、たちがおとなしいタイプで、たちの悪いタイプになると〝治りにくいがん〟になってきま

す。リンパ節や他の臓器に転移が見つかった時は、〝共存するがん〟と考えてください。

しかし〝治りやすいがん〟でも油断すると再発し、共存するがんになり、共存するがんでも、治療がうまく進むと、治りやすいがんになる場合があります。

左の分類は、悪性度と局所の進展度、さらに転移の有無から総合的に判断したものです。

治りやすいがん（早期がん、尿路がんでは表在性がんと言います）

ローグレード、Ⅰ期、Ⅱ期

治りにくいがん（局所浸潤がん）

ハイグレード、Ⅲ期

共存するがん（一生付き合うがん）

進行がん、Ⅳ期

現在行われている腎盂・尿管がんの治療法

◆外科療法

手術前の検査で明らかな転移がなく、体力、持病の具合によって手術に耐えられれると判断されれば、原則として手術が第一選択の標準的治療法です。手術の欠点は、1週間前後の入院が必要なことと、どうしても体に負担がかかることです。出血、周囲臓器損傷などの合併症があり得ますが、現在は安全に手術が行われており、80歳を超える高齢者の方でも十分可能になっています。

手術の方法は、腹腔鏡手術（ロボット手術を含む）と開腹手術に分けられます。最近普及してきた腹腔鏡手術（ロボット手術を含む）は、傷が小さく、出血量が少ないため、標準術式として全国で普及しています。一方で、がんが進行した症例や過去同じ部位の手術歴がある方などで、周囲の臓器と癒着が予想される場合は、開腹手術を選択する場合があります。

腫瘍（がん）がある部位だけ切除する部分切除術は、残存する腎盂、尿管内に再発する危険性が高いため、反対側の腎臓のはたらきが特別に悪いなど特殊な条件の時のみに行います。

がんがごく小さく1~2個で低悪性度の場合は、経尿道的切除術を選択する場合もあります。ただし再発率も高いため、全摘手術が出来ないような高齢者や特殊な持病がある方などが適応となります。

◆抗がん剤治療

膀胱がんと同様に抗がん剤の点滴治療はある程度有効です。現在標準的治療法として、GC療法（ジェムザール、シスプラチン）またはM-VAC療法（メソトレキセート、ビンブラスチン、アドリアマイシン、シスプラチン）があります。腎機能障害がある場合は、シスプラチンの代わりにカルボプラチンが用いられることもあります。

抗がん剤の欠点は、副作用が避けられないことと、これだけで完全に治すことが難しいことです。とくに高齢者で、重い心臓病、腎臓病、呼吸機能や脳の血管に障害がある場合には注意が必要です。

いずれにしても、手術の前に転移の診断がされている時、手術の後に転移が発見されたときは、抗がん剤治療を行うのが一般的です。

◆免疫チェックポイント阻害薬

人間の免疫の機能には、発生したがん細胞を異物として排除する働きがありますが、がん細胞はその免疫機能にブレーキをかけ排除されないようにしています。免疫チェックポイント阻害薬は、この免疫機能をブレーキさせる働きを止めることで、本来の免疫機能を再活性化させます。転移のある腎盂・尿管がんに対して、抗がん剤治療を行っても進行する場合や抗がん剤治療が効いた状態を維持するために使用します。

◆BCG注入療法

腎盂・尿管がんで上皮内がんと診断されたとき、この治療法が検討されます。尿管内にステントと呼ばれる細い管を留置して、この管を通してBCG液を注入します。欠点は、発熱や血尿などの副作用が強いことと、数年以内に再発したり進行したりする危険性があることです。しかしながら治療がうまく進むと、腎臓、尿管を温存することが可能です。

◆放射線治療

腎盂・尿管がんは、放射線治療に効きにくいがんのため、放射線治療だけで根治することは困難です。副作用として腎臓や尿管内の粘膜障害から血尿を起こしたり、周囲の臓器、特に腸管に障害が生じる恐れもあります。〝治りにくいがん〟の時で、抗がん剤治療と併せて行ったり、一時的にがんの進行を抑えるために行われること

もあります

腎盂・尿管がんはどの治療法を選ぶか

腎盂・尿管がんの患者さんの約半数は75歳以上のいわゆる後期高齢者です。治療法は、画像診断による局所進展度、転移病巣の有無、尿管鏡の検査で得られたがんの悪性度、進展度などがんの状態と、持病として、過去の手術歴、心臓・腎臓・肝臓などの重要臓器障害、脳卒中、糖尿病、高血圧などがあるのか、他部位のがんの治療歴などないかなど総合的に判断して決めていきます。

◆限局がん（早期がん、表在性がん）の場合

筋肉まで進んでいない表在性の腎盂・尿管がんの場合は、腎臓、尿管の全摘術を行います。上皮内がんの場合はＢＣＧ腎盂内注入療法を行なう場合もあります。

◆局所浸潤性がん（治りにくいがん）の場合

局所浸潤性がんの場合は手術と、手術前後に抗がん剤を組み合わせた併用療法を行います。がんが大きく、明らかに周りまで進んでいる場合は、手術の前にまずは抗がん剤治療を行い、その効果の有無を確認します。手術は、腎臓、尿管の全摘と

転移しやすい周囲のリンパ節を摘出し、手術後の病理診断によってはさらに抗がん剤の追加治療を検討します。

◆共存するがん（転移がん）の場合

転移が認められる場合は、点滴による抗がん剤治療が中心です。免疫チェックポイント阻害薬を使用する場合もあります。がんの進行を抑え、少しでも生存期間を延ばすのが目的です。転移病巣による痛みや神経麻痺が出現したら放射線治療を行う場合もあります。

手術前の検査では、手術が安全に行えるように十分に注意が払われ、一般的な検査、感染症の有無、呼吸機能、腎機能の検査が行われます。

その結果を元に、主治医から、手術の方法、目的、術中に予想される合併症、その後の経過の見通しが説明されます。特に手術の後に残される腎臓の機能がどのくらいになりそうか予想を聞いておきましょう。わからない点は良く聞いて確認しましょう。

術前の説明で良く理解できたら同意書にサインをします。この時点で他の医師の意見を聞きたい場合はセカンドオピニオンの制度があります。

取り出された腎臓、尿管の病理診断と手術前に行われた検査結果を総合して、病気の程度（病期）が判断されます。病理診断から、組織の型、周囲への進み具合、血管の中やリンパ管への広がりの有無、同時に取り出したリンパ節へのがんの転移の有無などが診断されます。

腎盂・尿管がんの三次予防――再発・転移への対策

取り出したがんの組織の病理診断で、転移を認めたり、静脈やリンパ管へのがん細胞の浸潤など将来の再発転移の危険性が高いと判断された場合は、点滴による抗がん剤の追加治療が検討されます。

腎、尿管の全摘が行われた場合は、残された腎機能を検査し、生活上の留意点があるかどうか確認します。

尿路上皮がんは膀胱や尿道を含め、尿路の内腔全体に多発しやすいことで知られています。多発するというのは、転移ではなく、同じがんが同時に、あるいは時間をおいて、尿路の別な部位に発生するということです。そのため、手術後も、膀胱内の再発や、反対側の腎盂、尿管内の再発が問題となります。特に膀胱内の再発は、約15～50％と高頻度で起ります。再発しやすい因子として、大きながんであること、腫瘍数が多いことなどが挙げられています。定期的に尿検査、尿細胞診検査、膀胱鏡検査、肺から下腹部までの全身ＣＴ検査を行います。

再発は最初の2年以内が多く、その後再発の可能性は減ってきますが完全に消えたわけでなく、その可能性は一生残ります。極論すれば、腎盂・尿管がんになった方は、尿路全体のどこがいつがん化してもおかしくない状況にある、と理解しておいたほうがいいでしょう

膀胱鏡で再発が認められた場合は、膀胱がんと同様に内視鏡手術が行われ、がんの悪性度、進展度を確認します。定期的な検査を受けていれば、多くは表在性のがんの時にみつかるので内視鏡手術で済みますが、急速に進行するタイプや浸潤性の膀胱がんの場合は膀胱の全摘出術を検討します。

膀胱にがんが再発すると、その後も膀胱内の再発の可能性が高まり、さらなる再発を予防する目的で抗がん剤やＢＣＧの膀胱内注入治療を行う場合もあります。尿細胞診検査では異常があるものの、膀胱鏡検査でがんが認められないような場合は、膀胱の上皮内がんか、残った反対側の腎盂・尿管のがんが疑われますので、膀胱の生検および腎盂・尿管の検査を行います。

腎盂・尿管がんを発病した後の生活上の留意点

喫煙している場合は禁煙です。生活習慣病（高血圧、糖尿病、高脂血症、高尿酸血症）やメタボ（肥満）は動脈硬化を引き起こし、残された腎機能をさらに悪化させます。生活習慣病がある方は、病気そのものを悪化させないようにきちんと投薬治療を受けるとともに、内科の先生の生活指導内容を良く理解し実践する必要があります。味の濃い食事や甘いおやつなどの間食、炭水化物（パン、ごはん、麺類）の取り過ぎ、運動不足、脱水には特に注意しましょう。ただし、お酒は少量なら問題ないと考えられています。

手術前からすでに腎機能が低下していることがなければ、大部分の人は、残った片方の腎臓だけでも透析になることはなく、普通の生活を送ることができます。

腎盂・尿管がんは、早い時期に発見することが難しい病気です。定期的に健康診断を受け、尿の検査とお腹の超音波検査を受けましょう。膀胱がんと診断されて治療を受けている人は特に注意が必要です。

転移してしまった腎盂・尿管がんを抗がん剤だけで完治させるのは、まだしばらくは無理です。良い結果を得るためには早く見つけることしかありません。

精巣がん

岸田　健

精巣がんは、20～30歳台の男性に最も多いがんです。リンパ管あるいは血液を介して転移しやすく、後腹膜リンパ節転移や肺転移と診断される患者さんが全体の10～20％います。陰のうが腫れてきた場合はもちろんこの病気を疑いますが、40歳以下の男性で後腹膜や肺に腫瘍性の病変があったら、精巣がんからの転移を疑う必要があります。

精巣がんはどのようにして発病するのか

精巣は、精子をつくるはたらきと、男性ホルモンを作る働きがあり、思春期にホルモンの働きで大きくなり、長径4～5センチの卵形で、陰のうの中に収まっています。

精巣がんには、0～4歳の乳幼児期の発症と、20～30歳代の発症の2つのピークがあり、前者はほとんどが良性ですが、後者は悪性の〝がん〟です。発生の要因としては、さまざまな説があり、まだ定まっていませんが、何らかの原因で胚細胞と呼ばれる精子の元になる細胞の遺伝子が変化し、がん化する説が有力です。停留精巣（精巣が陰嚢に納まっていない）がある方は、正常な人よりも精巣がん発症のリスクが高くなります。妊娠中のホルモンの異常や環境ホルモンの影響も推測されていますが、まだ証明されていません。

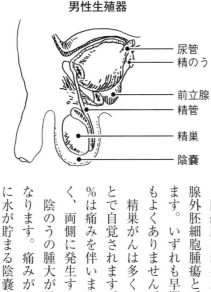

男性生殖器

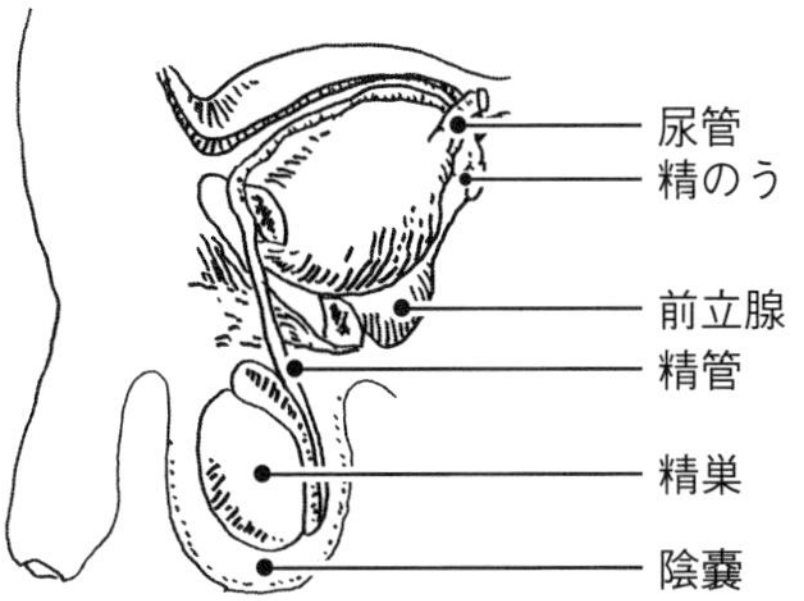

胚細胞は精巣以外の場所にもあり、その場合、性腺外胚細胞腫瘍と呼ばれ、脳、胸部、腹部に発症します。いずれも早期に診断が難しく、治療後の経過もよくありません。

精巣がんは多くの場合、陰のうが大きく膨らむことで自覚されます。痛みがないのが普通ですが、10％は痛みを伴います。精巣がんの発生に左右差はなく、両側に発生する場合があります。

陰のうの腫大が見られた場合、鑑別診断が重要になります。痛みがないがん以外の病気として陰のうに水が貯まる陰嚢水腫があります。一方、痛みを伴う場合は精巣捻転、精巣上体炎、精巣炎などがあり、尿の検査、超音波検査、ＭＲＩ検査、腫瘍マーカー検査などを組み合わせて診断します。精巣がんは進行すると、転移した部位により咳、腰痛などの自覚症状が現れてきます。体重減少や貧血などの全身症状や、精巣がんがつくるホルモンの働きで胸がふくらむことがあります。

神奈川県では、２０１９年1年間に１６４人が精巣がんとして登録され、同年の死亡数は、４人が登録されています。年齢調整罹患率は、日本男性人口10万人あたり３・６です。

精巣がんでは、セミノーマ*が約7割、非セミノーマ*が約3割、セミノーマ性の精巣がんは、10代後半から増加し、30代から40代で最も高くなります。非セミノーマ性の精巣がんは、０〜４歳で診断されますが、この多くは良性です。

大部分のセミノーマはＡＹＡ世代*と呼ばれる15歳〜25歳に発症し、悪性腫瘍（がん）です。

精巣がんの早期発見とわかりやすい分類

思春期を過ぎたら入浴時に自分の精巣に触れ、しこりがあるかないか確認しまし

セミノーマ
非セミノーマ
ＡＹＡ世代

ょう。停留精巣の人は注意して触れてみてください。精巣腫瘍診断は有用な腫瘍マーカーがありますが、発生数が極めて少ないこともあり、治療後の経過観察には有効であっても、検診には向きません。

一般的にがんの治療法を決めるためには、がんのたちの悪さ（悪性度＝グレード）と、がんの広がり（進展度＝ステージ）をはっきりと知る必要があります。精巣がんの場合、高位精巣摘除術、転移部位の生検などで採取されたがん組織の病理診断でがんの種類がわかります。その後ＣＴ検査などの画像診断でがんの進行具合を判定します。

◆がん組織の顔つき（病理組織型の分類）と悪性度（グレード）

一番多い種類が胚細胞腫瘍で、大きくセミノーマ（60％）と非セミノーマ（40％）に分類されます。非セミノーマには、胎児性がん、絨毛上皮がん、卵黄嚢腫瘍、奇形種などがあります。他に僅かですが、精巣の間質と呼ばれる部分から発生する腫瘍（ライディッヒ細胞腫瘍、セルトリ細胞腫瘍など）と高齢者に多い悪性リンパ腫があります。精巣がんの場合、ほかのがんと違って、たちの悪さをグレードでは表現しません。組織の種類で、セミノーマは比較的おとなしいタイプ、非セミノーマはたちの悪いタイプと考えてください。

◆どのぐらい進行しているか（がんのステージ）

先の見通しのわかりやすい病期（ステージ）の分類は次のとおりです。

・早期がん（全体の80％）

転移のない状態。20％程度再発しますが、適切な治療でほぼ完治します。

・転移しているがん（全体の20％）

転移していても適切に抗がん剤治療や手術を組み合わせることで80％は完治することができます。

○治りやすい病状

肺やリンパ節転移は治りやすいと考えられます。90％以上完治します。

○治りにくい病状

性腺外胚細胞腫瘍、肺以外の臓器に転移、腫瘍マーカーが極めて高い場合、治療が困難なことがあります。しかし適切な治療で8割近く完治します。

（正式には精巣がんの分類は、TNM分類、病期分類（Ⅰ、Ⅱ、Ⅲ、Ⅳ期）、IGCC分類などがあります。さらに詳しい分類を知りたい場合は、国立がんセンターがん情報サービス、あるいは精巣がん取り扱い規約を参照してください）

現在行われている精巣がんの治療法

◆外科療法

高位精巣摘除術

診断と治療をかねて行われる手術です。全身麻酔や脊椎麻酔で行います。精巣がお腹の中から下降してくる鼠径管を切り開いて、できるだけ上で精管と精巣の血管を切り離し、精巣と一緒に摘出します。

残存腫瘍切除（後腹膜リンパ節郭清）

転移に対する抗がん剤の治療後に腫瘍マーカーが正常化した後に残存腫瘍がある時は、効果判定と治療目的で残存腫瘍切除を行います。最も多い部位は腹部のリンパ節転移に対して行われる手術で、後腹膜リンパ節郭清と呼ばれます。合併症として射精障害や腸閉塞があります。

◆抗がん剤治療

転移がある場合は抗がん剤治療が行われます。第一選択の全身化学療法が、ブレオマイシン、エトポシド、シスプラチンの三つを併用したＢＥＰ療法です。この治療法を、３週間を1コースとして、副作用を抑えながら、病状に合わせて3から4

コース投与すると8割の方で完治が得られます。この治療で完治しない場合は抗がん剤の種類を変えてさらに治療しますが、残念ながら完治の可能性は低くなります。

副作用対策として、腎機能を温存するために水分を十分に投与し、嘔吐、嘔気などの消化器症状には制吐剤を、骨髄抑制による白血球減少にはG-CSFと呼ばれる白血球を増やす注射を使います。副作用を心配して、投与量を減らしたり、投与間隔を延長すると完治の可能性は低くなりますのでできる限り予定通りの治療を行うことが重要です。

食欲不振、嘔吐、下痢、などの消化器症状も注意が必要で、脱水で腎障害をおこさないように点滴による水分の補給を十分に行います。脱毛は遅れて発症しますが、治療後には回復します。肝機能障害は定期的検査でチェックします。

ブレオマイシンは投与量が多くなると肺線維症を起こす懸念があり、投与量に制限があります。定期的に胸部レントゲンでチェックし酸素分圧を測定します。口内炎には、早めにうがい薬で予防します。手足のしびれ、難聴、耳鳴りは神経の障害により起きる副作用で、現在のところ確実な予防策はありません。

抗がん剤により精子を作る能力が低下しますので、妊孕性を維持したい場合は、抗がん剤を投与する前に精子保存を行ってください。

◆放射線治療

セミノーマには放射線治療の効果があります。腹部のリンパ節転移に対して５㎝以下のものであれば放射線治療で治療することが可能です。

◆大量化学療法

他に先進的な治療法として、末梢血幹細胞移植併用大量化学療法があります。この療法は、患者さんの静脈血の中の幹細胞を前もって採っておき、化学療法の後で血管に戻す方法で、抗がん剤の副作用である白血球の減少による感染の危険性を回避するために行うものです。日本では一部の施設のみで行われています。

精巣がんの病状に合わせた治療法

精巣がんは、組織型や進展度などによりいくつかのタイプに分類され、それによって治療法も変わってきます。

◆治りやすいがん（限局がん）

精巣のみに病変が限局している場合、高位精巣摘徐術で外科的に精巣を摘出し、原発巣の除去と病理の確定診断を同時に行います。まれなことですが、がんが両側の精巣に発症した場合、正常な精巣組織を残すために部分切除を行うことがあります。手術した時点では画像検査で転移が検出されなくても微小な転移が20%ぐらいの患者さんで起きています。このため、5年間は厳重な経過観察が必要で再発時に適切に治療すればほぼ完治します。一方再発予防治療として、セミノーマならカルボプラチンによる抗がん剤治療、非セミノーマならBEP療法による抗がん剤治療を追加することにより、再発を2~3%に抑えるという方針もあります。

◆治りにくいがん（進行がん、転移がん）

手術前の検査で転移が認められても、基本的にはまず高位精巣摘除術が行われます。その理由として、精巣を摘出する手術が患者さんの体にあまり負担にならないこと、元のがん（原発巣）を摘出することで、病理診断が確定でき、その後の治療選択や経過の予想に役立つためです。転移に対しては病状により放射線治療、抗がん剤治療、手術治療などを組み合わせた治療（集学的治療）を行います。若い年代で時には1年に及ぶ長期の治療であるので、学業、就労対策、精神的サポートも重要です。治りにくい、と言っても8割前後の方は完治が期待できますので、希望をもって治療に臨んでもらいます。

治療成績（神奈川県立がんセンターの成績）

治りやすいがん、すなわち早期がん（セミノーマ、非セミノーマ）、限局がんでは１００％の生存が得られていますが、治りにくいがんであっても約８割の方で完治が得られています。

精巣がんでの将来と展望

精巣がんでは、最も治りにくいと考えられている病状の方でも5年生存率は7〜8割と良好な成績が得られています。症例が少ないので、専門的な治療を適切に行うために抗がん剤の治療が必要な進行がん（転移がん）は地域の中核基幹病院（主に大学病院かがんセンター）で治療することが大切です。またＢＥＰ療法が第一選択の治療法ですが、これで完治できなかった患者さんの治療は現時点では困難であり、新しい抗がん剤の組み合わせが検討されています。このような治療も中核病院でないとできません。

また抗がん剤治療後の残存腫瘍摘除術も、経験の多い中核病院で行うことがすすめられます。治りやすいがんと言っても若くして命を落とす患者さんいらっしゃるのも事実です。適切な治療を経験の多い病院で行うことが完治のために重要と考えられています。

陰茎がん

春日　純

陰茎がんは、おもに亀頭および包皮の上皮に発生するがんで、高齢者に多いがんです。がんが大きくなると症状が現れ、リンパ管を介して鼠蹊部のリンパ節から肺など全身に転移します。早期発見に有効な腫瘍マーカーはありません。

陰茎がんはどのようにして発病するのか

陰茎は、勃起に関係する陰茎海綿体と亀頭と尿道とそれをとりまく尿道海綿体と表面をおおう包皮からなります。陰茎がんになる原因として、まず包茎とそこに細菌が感染して起こす慢性の炎症の刺激が上げられます。これは、割礼（包皮切除）の習慣のある国や地域では発生率が低いという報告からもうなずけます。

また子宮頸がんの原因の一つと考えられているひとパピローマウイルス（HPV）の感染も原因と考えられており、陰茎がんにおけるHPV　DNAの保有率は全体で50・8％であり高リスクといわれる16型と18型で各々68・3％と6・9％と報告されています。

陰茎がんは、多くが亀頭のしこり、赤い発疹、痛みなどが出ることで発見されます。がんが大きくなると、排尿時に痛み、膿が出たり特有の匂いが生じるなどの症状が現れてきます。陰茎がんは、リンパ管を介して、鼠蹊部のリンパ節から全身に転移していきます。

残念ながら早期発見に有効な腫瘍マーカーはまだありません。子宮頸がん、食道がんなどの扁平上皮がんの腫瘍マーカーとしてＳＣＣＡｇという腫瘍マーカーがありますが、感度が低いために早期がんの発見には役立たず、がんが進行した時や再発の指標としてのみ使用されています。

包茎の人は、排尿の時かならず包皮をむいて排尿しましょう。清潔にしておくことが必要です。がんに似たほかの病気もありますから、亀頭に発赤や腫瘤が認められたら、泌尿器科専門医を受診して下さい。

浸潤や転移の有無、局所及び周囲のリンパ節への転移は、ＭＲＩ検査、肺や後腹膜のリンパ節などへの転移は、造影ＣＴ検査、全身の骨転移は骨シンチ検査を行います。最近は、ペット検査の有用性が報告されています。

陰茎がんの罹患数と死亡数

陰茎がんの罹患数は、年間で男性の41人で、男性の泌尿器科のがんの約0・4%を占めます。

年齢では70歳後半をピークに60歳から70歳に多く見つかります。

治療法を決めるためには、がんのたちの悪さ(悪性度＝G)と、がんの広がり（進展度＝T）をはっきり知る必要があります。

治りやすいがん：0—Ⅱ期（Ｔｉｓ-Ｔ3、転移なし）

治りにくいがん：Ⅲ期（ａｎｙ　Ｎ＋）

治らないがん（共存するがん）：Ⅳ期（Ｔ４又はＮ３又はＭ１）

現在行われている陰茎がんの治療法

まず一部の切除（生検）を行い、がんの悪性度と進展度を確認すると同時に転移の有無、腫瘍マーカーＳＣＣＡgを測定し、患者さんの年齢や全身状態を把握した上、本人の意思を確認して治療方針を決めます。

治療法は、生検で得られた病理所見の悪性度、進展度、画像診断による局所進展度、転移病巣の有無で判断されます。

最近の変化としては、非浸潤性で、病理結果で悪性度が低いものに限りますが、初期の限局がんでは陰茎温存術（レーザー手術、包皮限局であれば環状切除）が推奨されるようになりました。

◆外科療法

陰茎の切除には、一部切除する部分切除と陰茎を全て切除する陰茎全摘術があります。立位で排尿が可能な陰茎長は２～４㎝と報告されていて、腫瘍部位から陰茎長を確保出来る場合は陰茎部分切除術、陰茎長の確保が難しい場合は陰茎全摘術を選択します。陰茎部分切除術のマージンが以前は２㎝でしたが、８㎜で十分とされるようになり部分切除術に出来る症例が若干増えました。

最近になってリンパ節転移が最大の予後因子であることがわかり、特に鼠径部のマネージメントに大きな注意が向けられるようになりました。鼠径部腫大病変が出現する前の早期リンパ節郭清は、鼠径部腫大病変出現後の郭清と比べ生存率が有意に高くなるため(5年生存率57～88％vs８～38％)、触診、画像にて転移がみられない場合でも、局所病理所見で転移リスクが高い場合は予防的鼠径リンパ節郭清が行われるようになりました。

◆放射線治療

陰茎温存を希望するT1－T2の限局性病変が、放射線局所療法が選択されます。日本では、外部照射が行われ、2グレイ／日の通常分割照射法が一般的です。T1病変に対しては最低60グレイ、T2病変以上に対しては64～70グレイの投与が推奨されています。5年間での局所のコントロールおよび陰茎温存率はともに55～65％で、約4割に再発がみとめられます。治療後に尿道の狭窄、陰茎の変形、組織壊死（潰瘍形成）が起きやすいと考えられています。

◆抗がん剤治療

手術の前後に、集学的治療法の一環として、TIP療法（パクリタキセル、イフォスファミド、シスプラチン）、TPF療法（パクリタキセル、シスプラチン、5-FU）が初回治療として行われています。以前は化学療法でブレオマイシンを使用していましたが、間質性肺炎併発による致死的合併症が指摘されて近年では使われなくなりました。

進展度別に考える治療へのアプローチ

陰茎がんを発病する人の大部分が高齢の男性です。ほかの重い病気（心臓病、脳梗塞、糖尿病、腎臓病、高血圧）や、ほかのがんと診断されて治療が行われている時は、その程度によって治療法が違ってくることがあります。

まず一部の切除（生検）を行い、がんの悪性度と進展度を確認すると同時に転移の有無、腫瘍マーカーＳＣＣＡｇを測定し、患者さんの年齢や全身状態を把握した上、本人の意思を確認して治療方針を決めます。

限局がんの場合

初期の限局がんであれば、再発の恐れがありますので、非浸潤性で、病理結果で悪性度が低いものに限りますが、レーザー手術、包皮限局であれば環状切除などの陰茎温存術が推奨されるようになりました。陰茎部分切除術のマージンが以前は２㎝でしたが、８㎜で十分とされるようになり部分切除術に出来る症例が若干増えました。局所病理所見で転移リスクが高い場合は予防的鼠径リンパ節郭清が同時に行われるようになりました。

局所浸潤がんの場合

手術療法と抗がん剤あるいは放射線療法を同時にすすめる集学的治療を行います。陰茎の全摘と両側の鼠蹊部リンパ節の切除を同時に行い、摘出した組織の病理の診断を参考に、手術後の抗がん剤の治療（ＴＩＰ療法、ＴＦＰ療法）を検討します。

本人の希望と年齢、全身状態から陰茎を温存する時は、部分切除後の抗がん剤治療を行い、放射線治療を追加します。

進行がん、転移がんの場合

一部のがん組織の病理診断で、たちの悪さ、進み具合を調べた後、全身状態を判断しながら、手術の前に抗がん剤を使うかどうか検討します。陰茎全摘術と尿路変更の方法について判断し、手術後に抗がん剤を使うかどうか、さらに局所に放射線治療を行うかどうか決定します。遠隔転移がある症例では2年生存率が10％未満とされ、極めて予後不良です。根治は難しく、緩和的に化学療法、局所症状に対する手術、放射線療法を行います。

フォローアップ

陰茎がんの予後因子としては、進展度、悪性度、リンパ節転移の有無、断端陽性の有無、年齢、サルコペニアなどが考えられています。局所再発、所属リンパ節再発のほか、特にリンパ節転移陽性症例では、遠隔転移の注意が必要です。再発例の多くが治療後2年以内に認められます。局所に関しては定期受診時の診察に加え、自己診察が重要です。リンパ節については触診、ＣＴ等の画像診断のほか、エコーならびに吸引細胞診が、再発の早期発見に有効です。遠隔転移については、ＣＴ検査が一般的ですが、最近は、ペットＣＴ検査が行われます。陰茎部分切除後は、初めの２年間は３か月毎、陰茎全摘後は６か月毎、その後３年間は６か月ないし１年毎の診察ならびに画像検査、その間の患者による自己診察が勧められています。

治療成績（横浜市立大学関連施設の集計）

陰茎がん全体の５年全生存率は、75・７％でした。

治りやすいがん０-Ⅱ期（Ｔis-Ｔ３、転移なし）の５年生存率は86・２％、10年生存率は72・４％、治りにくいがんⅢ期（ａｎｙ　Ｎ＋）の５年生存率は50・０％、10年生存率は25・０％、共存するがんⅣ期（Ｔ４又はＮ３又はＭ１）の５年生存率は35・７％、10年生存率は25・０％でした。

第3部　Q&A 泌尿器科のがんのここが知りたい

Q　がんという病気について知っておくべきことは？

A　がんとはどんな病気なのか、初めに知っておいていただきたいことを順不同に列記します。

・がんは遺伝子の異常によって起きると考えられています。
・その仕組みと変化は多彩で複雑です。
・原因には、発がん物質、放射線、ウイルス、遺伝などが関与しています。
・親族に一人もがん患者がいなくても、これまで病気をしたことがない人でも、がんになります。
・がんを老化現象の一つと考える人もいます（遺伝子の修復能力の低下）。
・高齢の人は、がんの進行が遅いというのは間違いです。
・がんを予防する決定的な方法はありませんが、タバコは吸わない、太らない、お酒を飲みすぎない、定期的に運動をするなどが、一般的な予防法です。
・早期に発見されると治る可能性があります。
・一般のがん検診を定期的に受けて、がんを早期に発見することが大切です。
・現在いくつかのがんのリスク診断法がありますが、まだ開発段階です。

・組織検査で、がんの悪性度、進展度を正確に診断することが重要です。
・初回の治療が重要で、再発、再燃、転移すると根治はほとんど不可能です。
・がんが悪性と言われるのは、転移することと、大きくなってさまざまな障害をもたらすからです。
・治療は、以前は手術が唯一の方法でしたが、がんを全身疾患と考える現在は、全身療法である抗がん剤療法と、局所療法である手術、放射線をうまく組み合わせて行う方向にあります。
・がんの種類により、抗がん剤の効果は異なります。前立腺がんには、内分泌療法も有効です。腎がんには、分子標的薬、免疫チェックポイント阻害剤(免疫療法)などの最新の治療法が有効です。
・民間療法で有効な治療法はなく、また一つの方法で全てのがんに有効な方法はありません。
・がんの治療には限界があり、治療の目標と考え方を〝治す〟から、〝共存する〟に変えることも一つの方法です。
・平成17年（２０１５年）に施行された個人情報保護法の精神から、病名、病状の説明は、本人がそれを求めていることを確認した後に、本人に行います。本人の同意がない場合は、家族といえども最初に説明を受けることはできません。

Q 自分の体にがんができた時期はわかりますか?

A 現在の医学水準では、ある程度大きくならないとがんは見つけられません。正常細胞の遺伝子（DNA）が変化してがんが発生します。がんの成長の速さは、がんの細胞が倍の数になる時間で決まります。

ヒトでは、一個のがん細胞ができてから現在の医療水準で診断ができるようになるまで、大体10～20年かかると考えられます。その間は、潜在がんと呼ばれ、診断できる大きさ、あるいは症状が出現すると、臨床がんと呼ばれます。ちなみに、一立方センチで約1億個のがん細胞のかたまりです。

Q がんを疑ったら最初はどこへ行けばいいですか?

A 子供の教育を考えて自分の住む家を探す人がいます。それと同じように、自分が病気になった時のことを考え、近くにいい病院あることを条件に家を探す人がどのくらいいるでしょうか。でもこれは大切なことです。私の場合、がんセンター勤務になって、20年前に、がんセンターの近くに引っ越しました。今回「がん」と告知され、がんセンターが家の近くで良かったと身に染みました。

病院には、大きく分けて、大学病院、特殊病院（がんセンター、子供医療施設、リハビリテーションセンター、脳血管センターなどの専門病院）、二次病院（地域の基幹病院）、一次病院、個人の開業医院などがあり、さらに、現在は、病院間の連携で、病診連携、病病連携などが行われています。

まずかかりつけ医を受診し、一次あるいは二次病院を紹介してもらいましょう。子供が成長して教育が一段落し、余裕があったら基幹病院の近くに引っ越すことを考えてもいいでしょう。日頃から自分と気の合う医療関係者と親交を持つように努力しましょう。

まず定期的に健康診断、予防注射などを受け、良いかかりつけ医を見つけましょう。そしてその紹介で、基幹病院を受診し、自分の主治医を見つけましょう。

基幹病院で、標準的な治療を受けられない場合は、標準的治療を受けられるがん診療連携拠点病院を紹介してもらいますが、基幹病院の主治医には引き続き定期的な診察をしてもらいましょう。この時、かかりつけ医にも役割分担で、健康管理を続けてもらうのが賢明です。がんは一生の病気です。できるだけ自宅の近くの基幹病院で治療を受けるのがいいのです。職場の近くや、自宅と離れた遠方の病院で治療を受ける場合は、体が動けるうちに、近くの基幹病院を紹介してもらいましょう。

Q 健康診断でがんは見つからなかったのになぜ？

A 現在の健康診断はがんを早期に発見するシステムではありません。がんを早期に見つけようとしたら、少なくともがん検診を一定の間隔で受ける必要があります。ただ、がん検診を受けさえすれば、100％がんを見つけられるわけでもありません。がんが見つけにくい位置に出来ていたり、あるいは発生してから間もないために、がん検診の段階で見落とされるという可能性は、残念ながらあり得ることです。ある年だけ一回受診してみて、異常がなかったからといって翌年以降の受診をしないような場合には、検診の効果はほとんど無くなります。自覚症状がある場合には、次の検診を待つことなく、自分から医療機関の診察を積極的に受ける必要があります。

有効性があると考えられているがん検診の方法には、大腸がん検診における「便潜血反応検査」、子宮がんにおける「細胞診」「HPV検査」、乳がん検診における「マンモグラフィー」「超音波検査」、肺がんにおける「ヘリカルCT検査」と「喀痰細胞」の併用などがあります。胃がんにおけるピロリ菌検査と胃内視鏡検査があります。前立腺がんにおける「PSA検査」は、国ががん検診に指定していませんが、早期発見に有効な方法です。

Q　兄弟は一人もがんではないのに、なぜ自分だけが？

A　がんの発生はいくつかの遺伝子の異常が偶然に起きるもので、がんにかかりやすい家系もありますが、基本的にはだれでもがんになる可能性があります。がんと診断される、およその年齢による確率はどうかというと、64歳までは男女とも11％、74歳までだと、男性は26％、女性は19％です。では生涯（84歳まで）に罹患する確率はというと、男性で49％（2人に1人）、女性で37％（3人に1人）と推測されています。最近新聞などでよく言われている日本では男性の2人に1人、女性の3人に1人という数字はここからきています。ですから、64歳までですと男性で10人に1人、75歳までですと、兄弟が4人いてもあなた1人ががんになる確率です。これが高いか低いかは個人の考え方です。

ご兄弟四人のうち自分だけががんになったというのは、統計から言っても何も不自然なことではないのです。

泌尿器系のがんは定期的にがん検診を受けて早期に診断されると治る可能性が高いがんです。残念ながら進行して診断されたり再発した場合でも有効な治療法がいくつかあるので2年から5年の時間的な余裕があり、残された時間を有効に使うことができます。がんの患者さんが一番心配している、がんによる痛みについては、幸いなことに治療法が進歩し、患者んはがんの痛みから開放されつつあります。泌尿器系のがんの場合は、消化器系のがんと違い、最後まで口から水分や食事が少ないけれど取ることが可能で、最後まで自分らしく過ごせます。条件がゆるせば、自宅で最後をすごすことが可能です。希望すれば、緩和病棟*、ホスピスに入院することもできます。一方、がんが治って、さらに長生きすると、別のがんになる可能性があり、場合によっては認知症になる可能性があります。このように、がんと診断されてもがっかりしないで、がんの特徴を良く理解し前向きに生きていきましょう。

緩和病棟

Qタバコと発がんに明確な因果関係はありますか？

A　米国のリチャード・ドール博士が１９８１年にアメリカの国立衛生研究所の依頼を受け、がんの発生要因の割合を推計しました。それによれば、食生活が35％、タバコが30％、感染症が10％となっており、食生活や喫煙などの生活習慣による割合が、65％を超えています。がんの発生に喫煙が及ぼす影響ですが、喫煙者ががんになるリスクは、喫煙しない人に比べて男性で１・６倍、女性で１・５倍にのぼるとされています。

泌尿器科のがんの中で、喫煙している人がなりやすいがんとして、がんとの因果関係が明らかなのは膀胱がんです。

がんの発生要因として、想定されている以上にタバコの影響が大きいことがわかってきています。

２０１９年の日本における喫煙率は、男性が27・１％で、女性は７・６％です。日本では、10年間で喫煙率を４割減らし、２０２４年に12％に下げることを目標としていますが、達成は難しい状況です。男性の喫煙率は、近年減少傾向にありますが、特に若い女性の喫煙率の増加が目立っています。

Q　がんと診断されましたが大丈夫でしょうか？

A　患者さんやご家族の方から簡単に「大丈夫でしょうか？」と聞かれます。がんと診断された直後、さまざまな思いと共に発せられる言葉ですが、この返事がとても難しいのです。もし「大丈夫です」と答えると、患者さんやご家族の方々は完治すると言われたと思うようです。

私たち医師の「大丈夫」の中身は、しばらくは元気でいられると思います……程度なのです。またよく「治りますか」とも聞かれますが、そういう患者さんやご家族の方々に限って、〝共存するがん〟（治らない、一生付き合う）の場合が多いのです。

最初に書いたように、主治医が患者さんやご家族良好な関係を築くための基本に、ウソはつかない、聞かれたらわかりやすい言葉で答えるというのがあります。そうすると、ウソはつけませんから、言葉を選び、間を置いて、「がんは一生の病気で、かんたんに治りますとは言えません」などと答えるのです。

がんは残念ながらまだ一生の病気です。完治と診断するのが難しい病気です。一生付き合う覚悟をしてください。早期がんの場合は完治の可能性がありますが、転移があったり、再発が認められた場合は、完治は困難（治らない）と覚悟することが必要です。たとえば膀胱がんで膀胱を温存した場合など、生涯、膀胱がんが再発する可能性が残ります。

幸い、現在の医療水準では、完治はしないけれど、がんの悪化を遅らせるという治療法があります。自分に合った治療法を主治医とよく相談してください。必要によりセカンドオピニオンを受けましょう。

Q 治りやすいがん、治りにくいがんはありますか？

A がんには治りやすい（早期がん）、治りにくいがん（局所浸潤がん）、治らないがん（再発がん、転移がん）があると考えられます。

がんは簡単には治りません。慢性疾患で、一生付き合う病気と考えてください。症状があって発見されたがんの多くは進行がんで、治りにくい、あるいは治らないがんです。ですから検診（健診）などで早く見つけることが重要なのです。

がんの原因は遺伝子（ＤＮＡ）の異常、それもいくつかの異常が重なって起こります。がんの種類によってその異常はさまざまで、また一人ひとり異なります。すべてのがんに有効な薬は残念ながらまだありません。

がんの治療法は、大きく分けて、手術療法、放射線療法、抗がん剤療法、内分泌療法、分子標的療法、免疫チェックポイント阻害剤療法（免疫療法）などがありますが、それぞれ一長一短があります。

がんは確かに、〝不治の病〟〝怖い病気〟ではありますが、患者さんの考え方次第で〝それほど怖くない病気〟にすることが可能です。

泌尿器系のがんは定期的にがん検診を受けて早期に診断されると、治る可能性が高いがんです。残念ながら、進行して診断されたり、再発した場合でも、有効な治療法がいくつかあるので、2年から5年の時間的な余裕があり、残された時間を有効に使うことができます。がんの患者さんが一番心配している、がんによる痛みについては、幸い、がんの痛みに対する治療法が進歩し、がんの痛みから開放されつつあります。泌尿器系のがんの場合は、消化器系のがんと違い、最後まで口から水分や食事が少ないけれど取ることができ、最後まで自分らしく過ごせます。条件がゆるせば、自宅で最後をすごすことが可能です。希望すれば、緩和病棟、ホスピスに入院することもできます。

がんと診断されてもがっかりせず、がんという病気の特徴をよく理解して、前向きに生きていきましょう。

高齢者はがんの進行が遅いなどと言われますが、それは間違いです。進行のスピードは、がんの悪性度と進展度（大きさ）によるもので、がんの種類によっても異なり、基本的には年齢には関係ありません。

ですから、まず自分のがんが今どのような状態にあるかをよく理解することが大切です。

一方、がんが治って、さらに長生きすると、別のがんになる可能性があり、場合によっては認知症になる可能性があります。このように、がんと診断されてもがっかりしないで、がんの特徴を良く理解し前向きに生きていきましょう。

Q 腎がんでは片方の腎臓を取っても大丈夫ですか?

A 手術前に腎臓機能の検査を行い、手術後に日常生活が可能と判断された場合は問題ありません。ただ手術前に既に腎機能が低下していたり、重症の糖尿病、高尿酸血症などで将来透析が必要になると予想される場合は、透析可能な施設で治療を受けた方がいいでしょう。

Q がんに効く民間療法や健康食品はありますか?

A いまのところ、〝がんの特効薬〟と呼べる魔法のようなクスリはありません。私たちが生きている間に、そのような〝すべてのがんに効く〟特効薬が生まれることはないと私は考えています。

がんを完全に治す特効薬がないわけですから、現在の医療水準では〝治らないがん〟の患者さんが、わらにもすがる思いで新しい治療法を探すわけです。そこにつけ込んで、がんに効くという民間療法や健康食品が生まれます。

米国のエモリー大学のJ・H・ヤング教授は、民間療法のなかで、疑わしい治療の見分け方として、次のことを挙げています。

・この療法は副作用を伴わない、と説明している。
・免疫力が強化されるなど、科学的な裏付けがあるように言う。
・複雑ながんという病気を単純化して、この治療法で治ると言う。
・効かない場合の言い訳を常に用意している。
・科学的な実験リポートではなく、治ったという患者の体験談を引用する。

・中味から言えば法外だが、なんとか支払えるレベルの値段が設定されている。

アガリスクのがん治癒体験が食品会社と仕組んだねつ造だったり、中国から輸入された健康食品で健康被害が出るなど、健康食品についての嘆かわしいニュースが後を絶ちません。いわゆる民間療法と呼ばれるさまざまながん療法、さらに次々に登場するサプリメントや玉川温泉などでは、がんはほとんど治りません。

Q「がんはすべて取れた」と言われたのに再発とは？

Ａ　手術など外科的な治療は、目に見えるものを取る治療です。がんは非常に小さな細胞の集まりで、おおよそ一立方センチの大きさに一億個ものがん細胞が集まっています。手術で全部取れたというのは、目に見える大きなものは全て取りましたということで、目に見えない小さながん細胞の集まりが残っている可能性は残されています。

最近、早期がんで臓器を温存する治療が多くなっていますが、一旦全てを取っても、新しくがんが発生する場合もあります。同様にＣＴ検査や骨シンチ検査で転移はありませんと説明されても、現在の医療水準で診断できる大きさの転移はない、すなわち「大きな転移は見つからない」ということに過ぎません。その時見つからなかった小さな転移が、その後大きくなってしんだんされるようなことは当然あるわけです。

Q　人が月に行く時代にがんは治せないの？

A　現在の医療水準で、早期がんは外科的治療あるいは放射線治療で完治させることもできますが、ただ、一つのがんを治すことはできても、別のがんになる可能性をなくすことはできません。

早期がんで臓器温存の治療をすると、温存した臓器に将来新しくがんが発生する可能性があり、さらに現在の抗がん剤では、一部のがんを除いて完治させることはできないことから、局所にとどまらず周囲に浸潤あるいは転移したがんを完治する治療法はありません。

Q がんにならないために普段心がけておくことは？

A　「がんになりにくい12ヵ条」というのがあります。これを積極的に実行すると、がんの60％は防げるといわれています。読んでおわかりのとおり、その内容は禁煙で30％、食生活の工夫が30％、強い意思で実行しようと決めれば、いずれも簡単なことです。

ただしこれらのことは、あくまでも〝がんにならない〟ための12ヵ条で、がんを治す食生活や、がんを治す食べ物はありません。

1、タバコを吸わない（吸っていたらすぐやめる）
2、栄養をバランスよくとる。
3、変化のある食生活を心がける
4、食べ過ぎを避け、脂肪を控えめに
5、ビタミンと繊維質を積極的にとる
6、塩分と熱いものは控えめにする
7、焦げたものは食べないようにする

8、カビの生えたものは口にしない
9、アルコールはほどほどに（目安は日本酒なら一合程度）
10、適度の運動をする（目安は1日8000歩）
11、ただし日焼けは控えめに
12、体を常に清潔に保つようにする

2011年がん研究振興財団から「がんを防ぐための新12か条」が公開されました。
（国立がん研究センターがん予防・検診研究センターのまとめ）

がんを防ぐための新12か条
1、たばこは吸わない
2、他人のたばこの煙を避ける
3、お酒はほどほどに
4、バランスのとれた食生活を
5、塩辛い食品は控えめに
6、野菜や果物は不足にならないように

7、適度に運動
8、適切な体重維持（目安は身長マイナス100±2）
9、ウイルスや細菌の感染予防と治療
10、定期的ながん検診を
11、身体の異常に気がついたら、すぐに受診を
12、正しいがん情報でがんを知ることから

詳しい説明はがん研究振興財団のホームページを参照してください。
http://www.fpcr.or.jp/pamphlet.html

Q　抗がん剤はどのようながんに効果がありますか？

A　抗がん剤には、がんを治したり、進行を遅らせたり、症状を和らげたり、その種類によってさまざまな働きがあります。そのいっぽう、抗がん剤の効果が期待できないがんもあります。抗がん剤の働きと、それに対するがんを箇条書きにしました。

・抗がん剤で治る可能性のあるがん　急性骨髄性白血病、悪性リンパ腫、精巣がん、絨毛がん
・抗がん剤で進行を遅らせることができるがん　膀胱がん、乳がん、卵巣がん、小細胞がん
・抗がん剤で症状を和らげられるがん　前立腺がん、骨肉腫、食道がん、大腸がん、胃がん
・抗がん剤の効果が期待できないがん　腎がん、膵臓がん、肝臓がん、悪性黒色腫、脳腫瘍

Q病院が公表する治療成績は信用していいですか？

Ａ　各施設で公表されている治療成績は基本的には正しいものと考えてください。注意しなくてはいけないのは、この数字が完治する率ではなく、多くの場合、がんが治っていなくても生存している患者さんをも含んだ率だということです。
治療法や患者さんの質は年々変化し、治療成績も年々改善されています。その意

味で、公表される治療成績はあくまでも過去の治療成績であって、あなたの病気のこれからを考えるときの目安程度に利用することをお勧めします。

もう一つ、現状では数字だけを捉えて各施設を比較するのは難しいということがあります。ですから治療成績の良好な病院を受診しても、あなたの治療成績が向上するとは限りません。

はっきりしているのは、治りやすいがんは、どの施設でもほぼ１００％の成績で、治らないがんは、どの施設でも悪い成績です。差がつくとすれば、この〝治りにくいがん〟ですが、泌尿器科のがんでは標準的治療が定まっていない場合が多く、患者さんの数も少ないので比較するのが難しくなっています。

治療実績では、手術を例にとると、同じ手術を一ヶ月に一回、年間10件以上行っていれば安心して手術を受けてもいいでしょう。

Q がんの〝治療効果〟はどのように判定するのですか?

A がんは一時期の結果で簡単に治った（完治、根治）と判断できない病気です。治ったように見えても、常に再発の可能性があるからです。完治が可能なのは、早期がん（限局がん）に対して、外科的治療あるいは放射線治療を行った場合で、化学療法、内分泌療法などでは根治は困難と考えられています。

短期的には、画像判断などで、CR、PR、NC、SD、PDなどの奏功率で判定されます。このCR（完全寛解）と判定されても、これはある一定期間病巣が見えなくなることで、その後再発する可能性もあり根治ではありません。近年、早期がんの割合が高くなり、臓器温存治療が盛んに行われるようになっていますが、その場合は残った臓器に再発の可能性が残ります。

長期的には現在5年相対生存率で効果判定を行います。これは治療開始5年後にがん患者が生存する率ですが、がんが治っていなくても生存と判断します、前立腺がんは現在、5年生存率が100％近くなりますが、その多くが〝がんあり生存〟で、完治生存ではありません。

また高齢者ではがん以外の病気やほかのがんによる死亡が増えますから、がんの相対生存率だけで治療効果を判断することは正確さを欠きます。

くり返しますが、がんは完治したと判断することが難しい病気です。「一生の病気」と考え、うまく付き合っていく方法を考えることが大切です。

Q　予後不良因子とはどんなことをいうのですか

A　治療後や手術後にこういう症状や検査結果が出たら、その後のがんの見通しは良くない、それを予後不良因子といいます。次のようなことが該当します。

◆全身の状態

ＰＳ（全身状態）が２以上
高齢（75歳以上）である
進展度で、局所浸潤、転移病巣あり（進行がん）
悪性度でいうと低分化がんである
合併症（糖尿病、腎機能低下、肝臓機能低下、心疾患、脳血管障害、認知症、重度の神経疾患など）がある

◆腎臓がんの場合

原発巣の大きさが７㎝以上ある
病理診断で静脈浸潤がある
リンパ節への転移がある
ＣＲＰが高値

多血症がある

◆膀胱がん、腎盂・尿管がんの場合

低分化がんである

腺がん、扁平上皮がん、尿膜管がん、小細胞がんと診断される

原発巣が大きい（3センチ）以上ある

多発性である

上皮内がんの合併がある

憩室内に膀胱がんがある

上部尿路がん（腎盂がん・尿管がん）の合併がある

◆前立腺がんの場合

低分化がんである

導管がんである

◆精巣がんの場合

精巣外胚細胞腫瘍である

腫瘍マーカーが極めて高値である

肺、骨、脳以外の転移病巣がある

非セミノーマである

◆陰茎がんの場合

大きさが3センチ以上ある

静脈に浸潤している

リンパ節に転移している

多臓器転移がある

Q がんの〝標準治療〟とはどのような治療ですか？

A 年齢やがんの進行程度（進展度・悪性度・組織型）などが同じ条件の患者さんで、最も治療効果が高いと考えられる治療法のことです。

標準治療は時代を追って変化してきています。これまでは経験則に基づいて考えられてきましたが、これからは科学的に証明された治療法をできるだけ標準治療として。定めていこうとしています。

その方針のもとに現在、臓器別にがん診療ガイドラインの作成が進み、泌尿器科のがんではこれまでに、前立腺がん（2022年第5版）、腎がん（2021年第5

版)、腎盂・尿管がん、膀胱がん(2021年第2版)、精巣がん(2018年第4版)の診療ガイドラインが作られています。今後も定期的に改定される予定です。

治りやすいがん(早期がん)では、標準治療は一つとは限りません。主治医とよく相談し、最終的に決めるのは患者さん本人ということになります。高齢であったり、ほかの合併症があると標準医療も制約を受けることになります。また治療を受ける病院の設備や医療技術には地域差があり、日本中どこでも同じ標準治療が受けられるとは限りません。

そこで厚生労働省では、平成16(2004)年 第3次対がん10ヵ年総合戦略」で、第1期(平成19(2007)年度〜平成23(2011)年度)の基本計画に「がん診療連携拠点病院」の整備を掲げ、どこでも適切な医療を受けられる体制の充実をはかろうと取り組んでいます。

◆日本の粒子線治療施設

現在、日本には粒子線がん治療施設が25ヵ所(重粒子線:6ヵ所、陽子線:18ヵ所、重粒子と陽子線の両方:1ヵ所)あります。

重粒子線

山形大学医学部東日本重粒子センター
群馬大学医学部附属病院　重粒子線医学研究センター
量子科学技術研究開発機構QST病院（旧放医研病院）（千葉県）
神奈川県立がんセンター　重粒子線治療施設
大阪重粒子線センター
兵庫県立粒子線医療センター（両方）
九州国際重粒子線がん治療センター

陽子線

北海道大学病院陽子線治療センター
札幌禎心会病院陽子線治療センター
北海道大野記念病院　札幌高機能放射線治療センター
南東北がん陽子線治療センター（福島県）
筑波大学附属病院　陽子線治療センター
国立がん研究センター東病院

湘南鎌倉総合病院先端医療センター陽子線治療室（神奈川県）
相澤病院　陽子線治療センター（長野県）
静岡県立静岡がんセンター
社会医療法人明陽会　成田記念陽子線センター（愛知県）
名古屋陽子線治療センター
京都府立医科大学附属病院　永守記念最先端がん治療研究センター
大阪陽子線クリニック
社会医療法人　高清会　陽子線治療センター（奈良県）
福井県立病院　陽子線がん治療センター
兵庫県立粒子線医療センター
兵庫県立粒子線医療センター付属神戸陽子線センター
岡山大学・津山中央病院共同運用　がん陽子線治療センター
メディポリス国際陽子線治療センター（鹿児島県）

Q がんに関する情報をどのように集めたらいいでしょう？

A 国立がんセンター情報センターが、がんの患者さんとそのご家族が正しいがん情報を得るための〝心得〟を発表しています。がん情報を探すときに心がける５つのポイントをまとめてみました。

１、今、必要な情報は何か、考える
状況によって、必要となる情報は、さまざまです。あなたにとって、いま必要な情報は何か、考えてみましょう。メモに書き出すことで頭の中を整理し、人に伝えることのきっかけとなり、情報のありかを探すことにつながるかもしれません。

２、インターネットを活用する
インターネットを活用すると、たくさんの情報を簡単に入手できます。自分で使えなければ家族など周囲の人に調べてもらいましょう。

３、信頼できる情報か、考える
情報の正しさと、その情報が自分に当てはまるかどうかを判断するときには、情報の信頼性が大切です。複数の情報を照らし合わせ、担当医に確認して判断しましょう。健康食品やサプリメントなどの補完代替療法のうち、がんへの効果が証明されたものはありません。中には有害なものもありますので注意しましょう。

4、行動する前に、周囲の意見を聞く

がん情報を見極める時のポイントとしては、

1、いつの情報か

医療に関する情報は研究が進められるにつれて進歩しています。これまで信じられていた情報が、研究が進んだことで、間違っていたことが明らかになることもあります。古い情報や、いつのものであるかが不明な情報は、そのまま信じない方が良いでしょう。

2、誰が発信しているか

薬や食品などの企業による販売目的の広告ではないか確認しましょう。効果が確認されていない治療法や食品などの宣伝を目的としている場合には、信頼できる情報とは言えません。また、著名な先生であったとしても、その先生個人の意見の場合には、必ずしも科学的に正しいとは言えない場合があります。

3、何を根拠にしているか

ある物質が多くの人のがんに有効であると科学的に確認されるためには、試験管での実験から始まって、動物、少数の人、何十人、何百人、場合によっては何万人の人を対象とした何段階にも及ぶ研究が必要です。ネズミで効果があったという研究結果があっても、人での効果がきちんと確認されていない場合はまだ信頼できる情報ではありません。

正しい情報かどうか、以上のような3つのポイントでも判断がつかない場合は、信頼できる情報源を参考に信頼できる医療従事者に相談しましょう。

◆インターネットサイト

国立がんセンター「がん情報サービス」https://ganjoho.jp/public/index/
がんの基礎知識、治療法、Q&A

公益財団法人がん研究振興財団　https://www.fpcr.or.jp/
がんの最新診断・治療方法の情報など

◆がん相談支援センター

国立がんセンターがん対策情報センター　https://ganjoho.ncc.go.jp/

情報の探し方かがわからないときには、がん診療連携拠点病院のがん相談支援センターを利用してみましょう。相談員と話すうちに、問題が整理できることもあります。

全国のがん診療連携拠点病院(令和5年1月8日現在全国で453施設)、全国の緩和ケア病棟のある病院、そして全国のがん診療連携拠点病院にある相談支援センターが検索できます。

相談支援センターは、患者さんやご家族あるいは地域の方々からの、がんに関する相談を無料で受ける窓口です。診断や治療をすることはできませんが、どの病院、どの科を受診したらいいかわからない、がんが疑われると言われて不安でたまらない、診断や治療について詳しく知りたい、医療費はいくらかかるか…など、がんに関するどのような相談にも応じています。

◆患者さんの会

このほか、泌尿器科のがんの患者さんに役立つと思われる「患者さんの会」があります。病院のそれとは違う情報が得られるかもしれません。自治体の福祉・保険相談課に問い合わせてください。

・横浜市オストミー協会　電話　045―475―2061

・がん患者サロンあさひ：第1週　あけぼの神奈川患者会、第2週　コスモス、第3週　オストミー協会、第4週　コスモスで活動していましたが、新型コロナの感染予防のため、2020年3月より院内での患者団体の活動は中止しています。（神奈川県立がんセンター）

・がん患者サロンあさひおしゃべり会（オンライン）毎月第3金曜日の14時〜15時半。ZOOMミーティングによるオンラインで、対象者は、がん患者さんとご家族。がん相談支援センターと3つの患者団体が連携、協力して運営し、当日はピアサポーターが主体で進行します。ピアサポーターは患者会コスモス、あけぼの神奈川、オストミー協会の3つの患者団体が派遣し、事務局は、がん相談支援センターです。045―520―2222（代表）

Q がんの治療に医療費はどのくらいかかりますか?

A 日本には公的医療保険の制度があり、職域を基にした被用者保険（健康保険組合、協会けんぽ、共済組合）、居住地を基にした国民健康保険、それに後期高齢者医療制度の3つの種類があります。

公的保険では、がんなどの病気で診察を受けた場合、かかった医療費のうち、自分で負担するのは、75歳以上は原則1割、そのほかの人では、3割を負担します。入院した時の食事代にも給付があり、患者の負担は一食につき460円、65歳以上の人が入院した場合には、居住費（光熱水費相当）の負担が軽減されます。患者の負担は、一食につき460円（食費）+370円（居住費）となります。

1ヶ月の医療費の自己負担額が高額になったときは、自己負担額限度額を超えた分が補填支給される「高額医療費」の制度があります。自己負担額限度額は、年齢や所得によって異なります。ただし差額ベッド代、食事療養費、入院時生活療養費（管理費）などの自己負担額は高額医療費の対象外となります。詳しいことは、最寄りの社会保険労務士事務所や病院の医療相談所などでお聞きください。

現在、入院医療費はDPC*対象病院（令和4年に全国で1764施設）では包括

DPC

払い、それ以外の病院では従来の出来高払いで行われています。外来、入院の費用とも、最近は患者さんに明細書がわたされますので、よく確認し、医療費の内容でわからないことがあったら、各病院の医療相談室でご相談ください。

泌尿器系のがんの診察にかかるおおよその費用は、次のとおりです。

◆検診、健診にかかる費用

ＰＳＡ検査は、オプション扱いですから、人間ドックなどの健診では、施設によって料金が異なりますが、１回３０００円程度かかります。健診は医療保険が適応されないので全額自己負担となります。集団検診では地方自治体からの補助などがあり、無料から１５００円程度の負担まで、まちまちです。ちなみに、筆者の在住する横浜市の市民は、前立腺がん検診を、50歳以上ならば1年に１回、１０００円で受けられます。

◆がんを疑って病院を受診する場合の費用

問診、触診、一般検査（採血、腫瘍マーカーなど）、レントゲン撮影までだとそれほどかかりませんが、ＣＴ検査、ＭＲＩ検査、骨シンチ検査まで行うと10万円程度かかります。（これらは保険診療で、以下、金額は自己負担額でなく医療費の全額を示します。

◆入院（生検、手術、抗がん剤など）にかかる費用

医療費（ＤＰＣ算定の場合）は、右の「受診する場合の費用」に、差額ベッド代、食事療養費、入院時生活療養費（管理費）を加えたものになります。

いくつかの例を挙げておきますが、これは患者さんによってかかる費用は微妙に異なります。おおよその目安と考えてください。これも保険診療で金額は医療費の総額を示します。

腎（尿管）悪性腫瘍手術　９日　35万円（３割）

腹腔鏡下腎（尿管）悪性腫瘍手術　９日　40万円（３割）

前立腺生検　２日　３・６万円

前立腺悪性腫瘍手術（ダビンチ）　10日　70歳未満は約45万円（３割）、70歳以上は５・７６万円

膀胱悪性腫瘍手術（電解質溶液使用）（ＴＵＲ‐ＢＴ）５日　11万円

精巣摘出術　４日　10万円

前立腺がんに対する放射線治療（外来通院の場合）　重粒子線　１６０万円

Q 一生付き合う（共存、治らない）がんとは？

A　自分のがんが共存する（治らない）状態だということを理解しましょう。これからも悪い情報を家族と一緒に聞く覚悟をしましょう。そして、これからも現在の主治医と良好な信頼関係を保ち続ける努力をしましょう。そして、主治医に自分達の意思を伝え続けましょう。今後どう生きたいか、あとどのくらい生きたいか、そして最後をどこで過ごしたいかを伝えましょう。これからも常に正しい必要な情報を得る努力をします。必要ならセカンドオピニオンを活用しましょう。これからも、やけにならないで、がんにならない努力を続けましょう（禁煙、腹八分目、適度な運動で太らない）。そして一日一日を大切に、残された時間を有意義に過ごしましょう。やり残したこと、やりたいことを書き出すのもいいでしょう。もし最後を住み慣れた自宅で過ごしたい場合は、その準備が必要です。特に、現在治療中の病院から遠方にお住まいのかた、一人暮らしのかた、高齢者で重症の合併症（糖尿病、腎機能低下、脳梗塞、心筋梗塞、肺炎、認知症など）がある方は、早めの準備が必要です。一人で悩まないで、病院の地域連携室などを活用しましょう。

Q　先生はがんと告知されたらどうされますか?

A　治りやすいがん、治りにくいがんと診断されたら、簡単にあきらめないで、標準的治療で治す努力をします。国立がんセンターのサイトでまずおおまかに調べ、その後専門書で詳しく調べ、さらにＮＩＨなど海外の動向をインターネットで調べます。また主治医と良く相談し、同級生にも意見を聞き、妻、家族とともに主治医から治療方針、見通しを聞き、治療法を選択します。主治医がセカンドオピニオンを勧めたら、後学のために受けるかもしれませんが受ける先生はいやがるでしょう。がんセンターにない機器で他の施設での治療をすすめられたら、納得したうえで治療を受けると思います。仕事は無理しない範囲で続けると思います。免疫療法、民間療法は受けません。玉川温泉にも行きません。

一日一日を大切に、これまで以上に毎日日記をつけます。テニスは体が動く間続けます。一日一枚絵を書きます。好きな音楽（主にフォークソング）を聞き、好きな映画を見ます。

新しいことに挑戦はしませんが、陶芸は時間があったらやりたいと考えています。できたら自分の骨壺を作りたいと考えています。

さて、治らないがん、再発あるいは転移が見つかったら、簡単にはあきらめないで、できる転移、再発に対する標準的治療を受けますが、がんと一生つきあう覚悟を決めます。おそらくわかると思いますが、主治医に余命６ヶ月の時点を教えてもらうようにします。

財産を整理して、妻の生活費を考え、最後の三ヶ月に必要な経費（３００万円）を考え、残った資産は寄付を考えます。現在思いつくのは、がんセンター、らんぱす（がんセンターのボランティア団体）、旭訪問看護ステーション、オストミー協会などです。

葬儀の方法を考えますが、基本的には密葬で家族のみで行います。献体は考えていません。

余命６ヶ月になったら、体力を低下させる治療は受けないことにしこれ以上の入院はしません。仕事はこの時点でやめます。訪問看護ステーションを決め、往診医を決めます。現在のところは在宅を希望しています。無理な延命は希望しません（胃婁、人工呼吸器、高カロリー輸液、腎婁などの尿路変更など）。高カルシューム血症も治療しません。がんの痛みはモルヒネを含む薬でとるようにします。リンパ浮腫があったらマッサージを受けます。必要な栄養は取るようにしますが、原則は少しずつ食事の量を減らします。

余命3ヶ月になったら家族以外の親族、友人には会いません。テニスはあきらめます。せいぜい任天堂のWiiスポーツのテニスぐらいでしょう。最後まで一日一日を大切に、これまで以上に好きな音楽（主にフォークソング）を聞き、好きな映画を見ます。最後の一週間は、ほんの少しの食事と水で、最後の晩餐は、やはり魚で鯛のお茶漬けを少々。これまでお送りした方々を思い、この世の平和を願いつつ、新しい航海の旅立ちを夢見て、最後の眠りにつきます。

あとがきにかえて——最後のQ＆A

Q　今回先生はがんと診断(告知)されました。どうされますか?

A　２０２２年10月右頸部リンパ節腫大に気づき、地元の神奈川県立がんセンターの頭頸部科で、画像診断、吸引細胞診、組織診断でＳＤ20陽性、非ホジキン悪性リンパ腫ステージ2の診断を腫瘍科の部長から診断（告知）されました。妻も同席していました。その前に国立がんセンターのがん情報を検索し、悪性リンパ腫の現状と治療成績はしっかり確認しておきました。主治医の判断は、まあ早期のリンパ腫で、特別なことがなければ「治りますよ」とあっさり言われました。もし立場が逆だったら、私も同じことを言ったでしょう。これは、「先生とはすでに良好な信頼関係があり、先生もがんの治療専門医で、がんは簡単には治らない、一生の病気であり、やがて再燃、再発の可能性もあり、一生つきあう病気です。それは先生もよくご存知と思います。でも現在の医学水準で治療すれば、最高の人生（死）を迎えるに充分な時間はあります。あとはあなた次第です。奥様も医療関係者です。どうぞうまく付き合っていきましょう。来週入院して、治療が始まります」ということです。ありがたいことです。近くにあっても、がんと診断（告知）されなければ無用の大病院ですが、移転前に設計にも関与したこの新しい病院で最高水準の治療が受けられるわけです。当然セカンドオピニオンも今回は必要ありません。

これまでぼんやりとしていた自分の人生が、モヤが晴れてスッキリとした気持ちでした。この感覚、そう息子が生まれて「やった」と心の中で叫んだ時と、おやじが亡くなって、もろに私の体に風があたった時と同じ感覚でした。自分の人生の目的がはっきり見えたのです。子供心にあった死に対するもやもやした恐怖から解放された瞬間でした。人間は、先の見通しがつくと強くなれるのではないかと思いました。

さああとはやるだけです。私は以前、『泌尿器科のがんがわかる本』で、「先生は、がんの告知をされたらどうされますか？」という問いに対して12年前に一つの答えを書いています。今読み返して、いよいよ実行だと心に決めました。一日一日を大切に、新しいことはあきらめて（陶芸、ピアノはあきらめ）、仕事は無理しない範囲で続け、一生がんと付き合う覚悟です。これまでの生活パターンは変えず、日記をつけ、テニスを続け、絵（入院して絵日記がうまくなった）を描き、いま病室（個室）には昭和のフォークが流れています。映画も見に行きたいな。そして自分史の執筆です。

「がんよ、ありがとう！」最高の人生（死）が迎えられそうです。

（２０２２年12月　神奈川県立がんセンターの病室にて）

あとがきにかえて

この本に出てくる用語解説

あいうえお順、英文字の用語はその後ろにあります

あ行

円柱　尿を顕微鏡で観察すると、尿細管に病気の原因がある場合、細長い棒のような物が認められます。赤血球を含む場合、これを赤血球円柱と言います。

遺伝子パネル検査　１００種類以上のがんに関わる遺伝子異常を同時に調べ、一人ひとりのがんの特徴を調べる方法です。

か行

緩和病棟　ホスピスとは性格が少し異なり、ただがんの痛みを緩和するだけでなく、早い時期から患者さんが日々、自分らしく生きることができるようお手伝いする病棟をめざす施設です。在宅指向で、長く入院することを前提としていないことが特徴です。

グリソンスコア　前立腺がんだけの特別な悪性度の分類で、この分類を提唱した人の名前（グリソン博士）をとってグリソンスコアと呼ばれます。前立腺がんの組織の形と浸潤の様式をパターン化し数字で表す方法です。２か所の判定の合計点数で求められます。

クリニカルパス　標準的治療に対して一定のプロトコール（治療の流れ）を定め、患者さんにわかりやすく説明し、医師、看護師、患者さん、ご家族が治療の流れをよく理解し、情報を共有しようとするシステムです。結果として医療のむだを省き、一定水準の医療を安全に提供でき、入院期間の短縮などが実現しています。

高位精巣摘除術　精巣がお腹のなかから下降してくる鼠径（そけい）管を切りひらき、できるだけ上の方から精巣を精管・精索と一緒に切除する手術法です。精巣がんでは診断と治療を兼ねて行われます。

高カルシウム血症　進行がんの15％、末期がんの30％に認められます。症状は全身倦怠感、食欲不振などで、さらに進むと意識障害が認められます。カルシウムを低下させる薬で一時的に症状は改善しますが、それによってがんが良くなるわけではありません。

抗男性ホルモン剤　非ステロイド性の抗男性ホルモン剤（カソデックス、オダインなど）で男性ホルモンと前立腺細胞との結合をブロックします。飲み薬で、少ない頻度で肝臓の障害や下痢、湿疹などの副作用が出ることがあります。単独では男性ホルモンを防ぐ働きが弱いので、精巣の除去かＬＨＲＨ

アナログあるいはアンタゴニスト製剤との併用で使用します。

5年相対生存率　がんの治療効果を判定する方法として5年相対生存率を用いますが、これは治療開始5年後にがん患者が生存する率で、がんが治っていなくても生存と判断します。前立腺がんは、現在5年相対生存率は100%近くになりますが、その多くはがんがありながらの生存で、完治生存ではありません。また高齢者はほかの疾病やがんによる死亡が増加するので、高齢者全体の生存率との比率である相対生存率で治療の実績をあらわしますので、5年相対生存率100%といっても、5年間にがんの死亡数がゼロということではありません。

さ行

再発・再燃　がんを治療して見かけ上なくなった（完治）あと、新しく病巣が見つかった場合を「再発」と呼びます。局所再発と遠隔再発があり、この予防策をがんの二次予防と言います。一方「再燃」は前立腺がんの内分泌治療でよく使われる表現で、将来、内分泌治療に対してがんが抵抗性をもち、治療後にしばらくしてから病状が悪化することがあります。それが再燃です。これまでの画像検査で診断できないような早期の再燃でも、高感度ＰＳＡの3回連続上昇を認めた場合、ＰＳＡ再燃という言葉を使います。

三次元CT検査　CT検査のデータを利用してコンピューターで合成することが可能となった立体画像です。この結果、血管造影検査は行われなくなりました。現在超音波検査、MRI検査等でも立体画像が可能となっています。

集学的治療　がんの治療法として、手術療法と同時に抗がん剤治療あるいは放射線治療を行う治療法を集学的治療法と呼びます。

小線源治療　放射線の組織内照射法の一つで、体内に極小の放射線を発生する物質を埋没（刺入）させる治療法です。前立腺がんには、ヨード125密封小線源永久挿入法とイリジウム192による高線量組織内照射法があります。放射線が病巣とその周囲のわずかな正常組織に照射されるため、効果が高く、副作用が少ないとされています。小線源治療に使われるヨード125は放射線のエネルギーが低く、永久に刺入したまま社会復帰して普通の生活が送れます。

上皮内がん　膀胱や腎盂、尿管などの上皮内がんは、たちの悪いがん細胞が、尿路上皮の表面に盛り上がらず、尿路上皮に沿ってばらまかれた状態になっています。ですから膀胱鏡や尿管鏡で見ても診断がつきません。ただ尿細胞診検査が陽性となりやすく、膀胱、腎盂、尿管の上皮の一部をとって診断します。これを生検といいます。尿路の上皮内がんは、たちの悪い細胞がばら撒かれているので、しっかりと治療する必要があります。現在の標準的治療はＢＣＧの注入療法です。

腎がん　腎臓の細胞ががん化したもので、腎臓がんともいいます。このうち、腎実質の細胞ががん化して悪性腫瘍になったものを腎細胞がんといいます。

精巣外胚細胞腫瘍　精巣がんは、精巣にある胚細胞ががんに変化すると考えられています。精巣以外にも体の中に胚細胞があり、それががんに変化したとき、精巣外胚細胞腫瘍と呼びます。治療法は同じですが、発見が遅れて進行している場合が多く、治りにくいがんに分類されます。

セミノーマ　精上皮腫。精巣がんの病理組織型の分類のうち、一番多い胚細胞腫瘍です。治療の反応性と効果から、胚細胞腫瘍は、セミノーマ（60％）と非セミノーマ（40％）に区別します。

造影CT検査　ＣＴ検査には、単純と造影があり、診断をより確実にする目的で、造影剤を静脈に注射することがあります。ヨードアレルギーのある場合は使えません。使用まえに副作用の説明の同意書のサインが必要です。腎臓の機能が低下している時は、造影検査は行いません。

奏功率　抗がん剤治療、内分泌治療などの治療効果の判定には、画像判断などで、完全寛解（ＣＲ）、部分寛解（ＰＲ）、不変（ＮＣ）、安定（ＳＤ）、進行（ＰＤ）などの奏功率で判定されます。ＣＲはある一定期間病巣が見えなくなることで、その後再発する可能性もあり根治、完治ではありません。奏功率は、これらの割合を計算して表されます。がんは、簡単に治った（根治、完治）と判断できない病気で、常に再発の可能性があります。

た行

超音波（エコー）検査　高周波数の音波（超音波）を内部の組織や臓器に反射させ、それによって生じた反射音（エコー）を利用する検査法です。外来で比較的簡単に検査できます。前立腺がんの多くが低信号強度で示されますが、検査にはある程度熟練した技術が必要です。検査法として、おなかから見る方法と直腸からみる方法があります。最近、腎がんの多くが超音波検査で発見されていますし、膀胱がんの簡便な検査法としても、あるいは精巣がんの検査でも有用です。

停留精巣　生後何らかの原因で、精巣が陰のう内に十分下りてこない先天的異常です。将来不妊症あるいは精巣がんの発生の原因となる可能性があると考えられています。

テステープ　尿の異常を簡単に調べる応報で、特別に作られた試験紙で尿の中の、糖、蛋白、赤血球、白血球などの有無を調べます。尿のスクリーニングの検査です。

導管がん　傍尿道の導管から発生し、前立腺部尿道内に発育することが多く、初発症状として肉眼的血尿や排尿障害を認めることが特徴的とされます。PSAは低値であることが多く、進行がんで診断されることが多いです。

凍結療法　腎がんを凍らせることで腎がん細胞を破壊し治療する方法です。

尿路上皮　膀胱や腎盂、尿管、尿道などの尿路の表面をおおっている細胞組織を尿路上皮と呼びます。この尿路上皮から発生するがんを尿路上皮がんといいます。

な行

は行

非セミノーマ　精巣がんの病理組織型の分類で、非セミノーマには、胎児性がん、絨毛上皮がん、卵黄嚢腫瘍、奇形種などが含まれます。

標準的治療　患者さんの病状や希望、さらに地域の医療水準によっても異なります。標準的治療法は一つと限らず、早期がんほど治療法の種類は多く、病気が進むにつれて限られてきます。地域格差をなくす努力が進んでいます。

骨シンチ検査　骨の内部で活発に分裂しているがん細胞などを検出する検査法です。ごく少量の放射性物質が静脈内に注入され、これが血液に乗って全身を巡ります。この放射性物質には骨のなかの細胞分裂が活発な部分に集まっていく性質があるため、これを特殊な装置（ガンマカメラ）を用いて検出します。

分子標的薬　がん細胞の増殖に関わるタンパク質や、栄養を運ぶ血管、がんを攻撃する免疫に関わるタンパク質などを標的にしてがんを攻撃する薬です。分子標的薬には、「小分子化合物」と「抗体薬」の2つの種類があります。小分子化合物は、分子標的薬のうち、薬の成分となっている物質（化合物）の大きさが小さいものです。がん細胞の増殖に関わるタンパク質を標的にして、細胞の中に入り込み、細胞を増やす信号が送られてきても受け取らないように阻害します。多くは内服で治療します。「チロシンキナーゼ阻害薬」や「マルチキナーゼ阻害薬」、「ｍＴＯＲ阻害薬」などがあります。小分子化合物は、標的とされたタンパク質だけでなく、それ以外のタンパク質にも影響を及ぼすことがあるため、皮膚の症状や薬剤性肺炎、下痢、肝機能障害、高血圧など、さまざまな副作用が出ることがあります。どのような副作用がいつ頃出やすいかは、薬ごとに特徴が異なります。

ま行

免疫チェックポイント阻害剤　抑えられているがん免疫にスイッチを入れ、免疫の力によって腎がんを治療する薬です。免疫チェックポイント阻害剤にはオプジーボ、ヤーボイ、キートルーダ、バベンチオという4つの薬があります。

や行

予後不良因子（ハイリスク因子）　治療の予後を悪くする因子。患者自身の因子としては、高齢、ほかの重篤な疾患の合併、重要臓器の機能低下などがあり、疾患の因子としては、低分化がん、転移などの進行がん、組織の形、大きい病巣などで、これらを理解して治療法の選択、先の見通しを考えます。

ら行

粒子線治療　重粒子線、陽子線治療。粒子線の特徴である病巣に集中し、一定のところで止まる線量集中性の特徴を活かして治療しようとするものです。泌尿器科領域では前立腺がんが対象です。放射線と比較して照射回数も少なくてすみ、副作用も少ないという利点があります。現在、日本には粒子線がん治療施設が25ヵ所（重粒子線：6ヵ所、陽子線：18ヵ所、重粒子と陽子線の両方：1ヵ所）稼働しています。前立腺がんに対する重粒子線治療（外来通院の場合）はすでに保険適応となっています。

ロボット支援手術　これまで機械の操作に難点があった片眼視（二次元）の腹腔鏡手術に対し、座って行う両眼視（三次元）の手術です。機械の操作は遠隔操作で、自然の動きが可能な治療法です。現在、日本では、ダビンチ（米国製）とｈｉｎｏｔｏｒｉ（日本製）の2種類があり、前立腺全摘手術の主流です。欠点は、熟練の技術が必要で、手術時間がこれまでの手術時間よりもかかることですが、長所は、出血が少なく、傷が小さいので、痛みも少なく、合併症のリスクが少なく、傷跡も目立たず、結果として退院が早まることです。

英字

AYA世代　Adolescent and Young Adult（思春期・若年成人）の頭文字をとったもので、主に、思春期（15歳～）から30歳代までの世代を指しています。

BCG　ウシ型弱毒結核菌。尿路上皮内がんの標準的治療法で、膀胱内あるいは腎盂、尿管内に注入して治療します。

BCG注入療法　尿路のがんで上皮内がんと診断された場合の第一選択の治療法です。欠点は副作用が強いことで、発熱、血尿、肺炎、萎縮膀胱などがあります。日本では2種類（イムノブラッダー、イムシスト）のＢＣＧ製剤が用いられていますが、効果、副作用ともほぼ同じです。

BEP・PEB療法 精巣がんに対する、第一選択の全身化学療法で、ブレオマイシン、エトポシド、シスプラチンの三つを併用します。

CDDP 一般名シスプラチン。DNAの合成と細胞分裂を阻害するはたらきを持ち、単独よりほかの抗がん剤といっしょに使うことが多い代表的な抗がん剤の一つです。CDDPの出現で、精巣がんの治療成績が飛躍的に向上しました。主な副作用として悪心、嘔吐、食欲不振、腎障害、骨髄抑制、聴力障害、末梢神経障害などがあります。制吐剤、白血球増加剤、水分補給などで副作用を防止しますが、末梢神経障害の防止がいまだ課題です。

CRP 血液検査の一つで、体の反応を見る大まかな指標の一つで、肺炎などの炎症でも上昇します。がん患者の場合も大切な検査の一つで、がんが進行すると多くの場合にCRPは上昇します。

DPC 医療における保険請求システムで、包括医療制度と呼ばれます。これまでの出来高払い（かかった医療行為全て点数で表現する）から、疾患別の標準的医療行為として入院期間どんな医療を受けても医療費は同じで、入院期間が長くなると医療費が低下します。病院によって係数が異なり、同じ治療をしても病院により医療費は異なります。令和4年DPC対象病院は全国で1764施設あります。

G-CSF製剤（顆粒球コロニー形成刺激因子製剤）　骨髄中の顆粒球系（特に好中球）の分化・増殖を促進する作用や好中球機能亢進作用、好中球に対する抗アポトーシス作用などがあり、抗がん剤治療中の好中球減少症に有効な治療剤です。G-CSF製剤としては、フィルグラスチム（商品名：グラン）、レノグラスチム（商品名：ノイトロジン）があります。また2014年11月に発売されたペグフィルグラスチム（商品名：ジーラスタ）は、従来のG-CSF製剤に比べ血中濃度半減期を延長させ、がん化学療法の1サイクルにつき1回の投与を可能にしています。

GnRH受容体アンタゴニスト　商品名ゴナックス。GnRH受容体へのGnRHの結合を競合的に阻害することによってテストステロンの産生を低下させます。腹部1カ所に皮下投与し、4週間間隔で投与します。

IMRT　強度変調放射線治療。コンピュータの助けを借りて放射線を腫瘍の形に合わせて集中して照射することで、正常組織の照射線量をおさえることができる放射線治療です。

240

ＬＨ‐ＲＨ製剤　（リュープリン、ゾラデックス）ＬＨ‐ＲＨアゴニストは黄体化ホルモン（ＬＨ）を抑制する薬剤です。初回の投与後２～３週間はＬＨ‐ＲＨアゴニストが下垂体を介して精巣に作用し、テストステロンが上昇します。その後は下垂体がＬＨ‐ＲＨアゴニストに反応しなくなり、テストステロンは低下します。１ヶ月または３ヶ月毎に皮下に注射をします。

ＭＲＩ検査　（磁気共鳴画像診断法）検査。磁石の原理を利用した磁気共鳴装置と呼ばれる機械を使用しコンピューターを用いて体内領域の精細な連続画像を作成する検査法です。最近は機械の進歩や拡散強調画像などの利用で、前立腺がんの早期発見、部位診断に欠かせない検査法です。

ＰＡＲＰ阻害薬　がん細胞の遺伝子を正常に保つ働きを持つＰＡＲＰという物質を阻害する薬でがん細胞を死滅させる効果が得られます。ＢＲＣＡという遺伝子に変異がある前立腺がんにだけ効果があります。

ＰＳＡ検診　ＰＳＡとは前立腺特異抗原のことで、前立腺の上皮細胞から作られます。がんでない正常な前立腺組織でも作られ、前立腺肥大症、前立腺炎でも数値が上昇します。簡便な血液の検査で前立腺がんの早期発見ができることから検診（健診）で広く利用され、初回はこの検査だけで健診を行うことが勧められています。正常値の目安は４ng／mL以下ですが、年齢でも変化します。３回連続して上昇した場合は注意が必要です。治療した後の、再発や再燃の診断にも有用です。

PET-CT検査　ポジトロン断層撮影法。微弱な放射線を発する糖分（ラジオアイソトープといいます）を注射し、外部から追跡することで、体内の各所の糖の代謝を調べる検査です。がん細胞は糖の代謝が亢進かつ変化しており、糖の取り込みの増加を検出して診断します。最近はＣＴ検査を同時に併用して、部位診断が可能になりました。リンパ節転移や遠隔転移の早期診断、抗がん剤治療の効果の判定や再発の診断にも用いられます。

SBRT　体幹部定位放射線治療（Stereotactic Body Radiotherapy）。小さな病変に対して多方向から精密に放射線を照射する手法で、腎がんに対する一定の効果があります。

SCCAg　ＳＣＣＡg（Squamous Cell Carcinoma Antigen）は、扁平上皮がん患者の血中で高値を示します。そのため扁平上皮がんの診断や治療効果判定、再発のモニタリングなど腫瘍マーカーとして用いられています。ＳＣＣＡには2種類の抗原が存在し、ＳＣＣＡ-1は正常組織中にも存在するのに対して、ＳＣＣＡ-２は主に腫瘍組織に発現することが報告されています。

ＴＮＭ分類　がんの進みぐあい（進行の程度＝ステージ）をあらわす分類の１つで、Ｔは原発腫瘍をあらわし、Ｎは所属リンパ節への転移の有無を表し、Ｍは遠隔転移で離れた臓器への転移の有無を表します。世界標準ですが、一定の間隔で見直しが行われており、少しずつ変化しています。（詳しく知りたいかたは、国立がんセンターのがん情報サービスあるいは各部位のがんの取り扱い規約などを参照下さい）

ＴＩＰ・ＴＰＦ　陰茎がんに対する、第一選択の全身化学療法で、パクリタキセル、アイフォスファミド、シスプラチン（Paclitaxel ifosfamide cisplatin）、あるいはパクリタキセル、５-ＦＵ、シスプラチン（Paclitaxel 5-FU cisplatin）の三つを併用します。

ＶＨＬ遺伝子　がん抑制遺伝子の一つで、ＶＨＬ（フォン・ヒッペル・リンドウ）病の研究から発見された遺伝子です。腎がんの約60％にこの遺伝子の異常が見つかっています。

著者略歴（執筆順）

三浦　猛　みうら　たけし（監修）
１９４９年（昭和24年）神奈川県生まれ、75年（昭和50年）横浜市立大学医学部卒、77年（昭和52年）横浜市立大学泌尿器学教室入局後、神奈川県と静岡県の公立病院での臨床経験を経て、85年（昭和60年）米国南カルフォニア大学（ＵＳＣ）がんセンターに留学。帰国後、90年（平成２年）神奈川県立がんセンターに赴任、泌尿器系がんの診断、治療、再発予防、がんの病名告知から在宅ターミナルケアーを行い、２０１３年（平成25年）がんセンター退職後神奈川県予防医学協会勤務、がん予防医療部部長として人間ドック、産業健診、産業医勤務、がんの一次、二次予防に携わり現在に至る。
日本泌尿器科学会専門医、日本人間ドック学会専門医、医学博士

岸田　健　きしだ　たけし（前立腺がん、精巣がん）
神奈川県生まれ、１９８７年（昭和62年）横浜市立大学医学部卒、89年（平成元年）横浜市立大学泌尿器学教室入局、米国に留学後、２００５年、横浜市立大学泌

尿器科学准教授を経て、08年（平成20年）神奈川県立がんセンター勤務、2013年泌尿器科部長、現副院長　患者支援センター長。
日本泌尿器科学会　泌尿器科専門医、指導医、日本がん治療認定医機構　がん治療認定医、日本泌尿器内視鏡・ロボティクス学会　腹腔鏡技術認定医、日本泌尿器内視鏡・ロボティクス学会　泌尿器ロボット支援手術プロクター（指導医）、厚生労働省　がん緩和ケア研修会修了、腎癌研究会　理事、横浜市立大学　臨床教授

梅本　晋　うめもと　すすむ（膀胱がん、腎盂・尿管がん・尿膜管がん）
1977年（昭和52年）神奈川県生まれ、2002年（平成14年）奈良県立医科大学医学部卒、04年（平成16年）横浜市立大学泌尿器学教室入局後、神奈川県内の関連病院で臨床経験を積み、15年（平成27年）神奈川県立がんセンター勤務後、19年（令和元年）横浜二俣川うめもと泌尿器科クリニックを開院し現在に至る。
日本泌尿器科学会専門医・指導医、日本がん治療認定医機構がん治療認定医、日本泌尿器内視鏡学会腹腔鏡技術認定医、日本内視鏡外科学会技術認定医（泌尿器科領域）、身体障害者福祉法指定医、厚生労働省　がん緩和ケア研修会修了

中井川　昇　なかいがわ　のぼる（腎がん）

1989年（平成元年）横浜市立大学医学部卒、91年（平成3年）横浜市立大学泌尿器学教室入局後、横浜市立大学泌尿器科学准教授を経て、2022年（令和4年）神奈川県立がんセンター勤務、現泌尿器科部長・兼・前立腺センター副センター長。横浜市立大学大学院医学研究科客員教授。

日本泌尿器科学会　泌尿器科専門医、指導医、日本がん治療認定医機構　がん治療認定医、日本泌尿器科学会　泌尿器腹腔鏡技術認定医、日本内視鏡外科学会

日本内視鏡外科学会技術認定医、日本泌尿器内視鏡外科学会、泌尿器ロボット支援手術プロクター認定、厚生労働省　がん緩和ケア研修会修了

春日　純　かすが　じゅん（陰茎がん）

神奈川県生まれ、2005年（平成17年）新潟大学医学部卒、07年（平成19年）横浜市立大学泌尿器学教室入局後、神奈川県内の関連病院で臨床経験を積み、現在、横浜南共済病院泌尿器科医長。

日本泌尿器科学会専門医・指導医、日本泌尿器内視鏡学会　腹腔鏡技術認定医

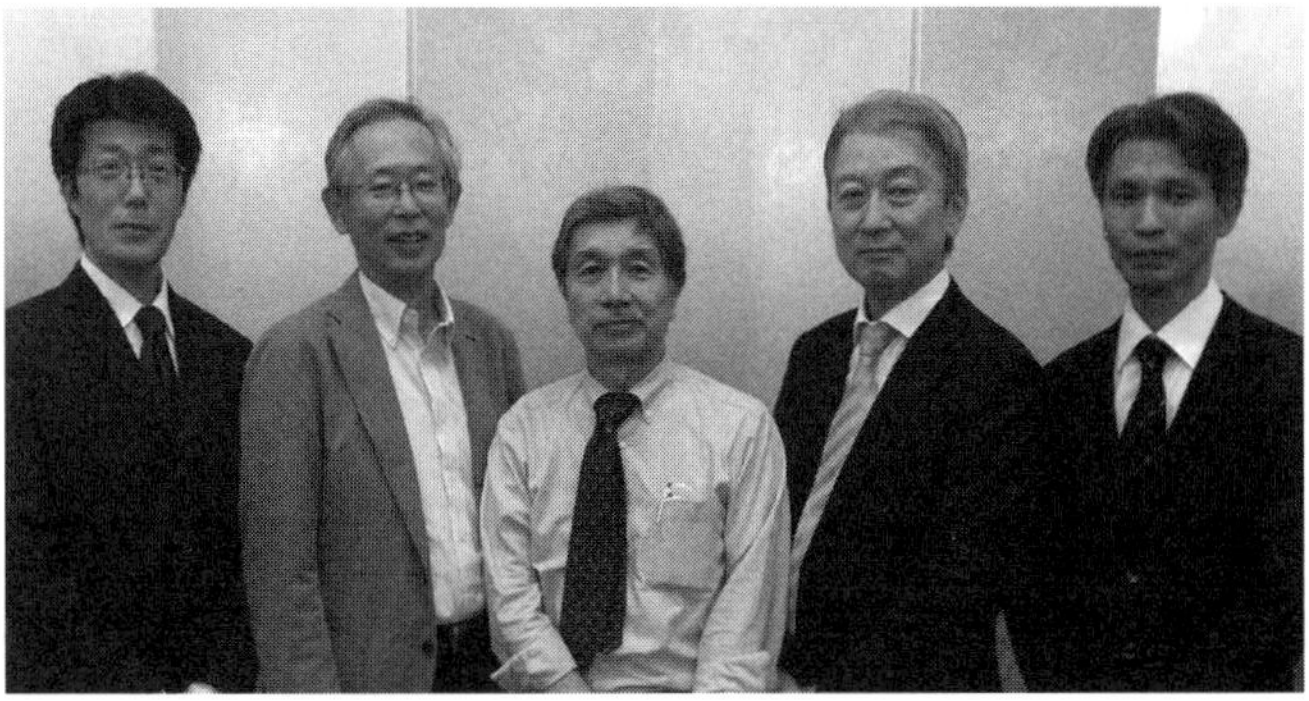

向かって左から
春日　純（陰茎がん）
岸田　健（前立腺がん、精巣がん）
三浦　猛（監修）
中井川　昇（腎がん）
梅本　晋（膀胱がん、腎盂・尿管がん・尿膜管がん）

P.56、90、95、114、165　イラスト　三浦　猛
P.126、131　イラスト　中井川　昇

【完全版】
前立腺がん・膀胱がん・腎がん・腎盂がん・尿管がん ほか
患者と家族のための
泌尿器科のがんがわかる本

2024年4月29日　初版発行

著　者　三浦　猛（監修）
　　　　岸田　健、梅本　晋、中井川　昇、春日　純
発行者　猪飼　大輔
発行所　株式会社　四海書房
　　　　〒153-0061　東京都目黒区中目黒2-8-7-303
　　　　TEL：03(5794)4771　FAX：03(5794)4772
　　　　email：shikai@jeans.ocn.ne.jp
印刷所　株式会社 精興社

ISBN 978-4-903024-33-2
定価はカバーに印刷してあります。
乱丁落丁本は弊社でお取替えいたします。